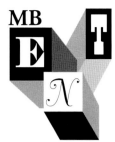

編集企画にあたって……

　めまい・ふらつきは日常診療でよくみられる症状の一つであるが，その原因は多岐にわたり，その診断には苦慮することも多い．また，以前は専門外の先生には，診断がついても，どうせ治療はメリスロンの内服なんじゃないの？などと言われることも多かった．

　しかしながら，近年，めまい診療において，著しい進歩がみられ，適切な診断に基づいた，最善の治療を行うことが可能になりつつある．めまい疾患の診断では，伝統的に使用されている温度刺激検査，電気眼振図に加えて，前庭誘発筋電位検査（VEMP）や Head Impulse Test，MRI による内リンパ水腫の画像診断などの登場により，末梢前庭の障害をより詳細かつ容易に診断できるようになった．また，疾患概念についても，持続性知覚性姿勢誘発めまい（PPPD）や前庭性片頭痛をはじめとして，新たな疾患の診断基準や国際的なめまい症状の分類が国際バラニー学会を中心に提唱されている．めまいの治療についても，BPPV に対する頭位治療や慢性の前庭障害に対する前庭リハビリテーション，PPPD に対する認知行動療法など，めまい患者の QOL 向上を目指した治療が行われるようになってきた．さらに，前庭障害に対する新たな治療として，人工前庭やノイズ前庭電気刺激（nGVS），小脳皮質に対する経頭蓋直流電気刺激（tDCS）なども開発途上である．

　今回の企画では，めまい・ふらつき―QOL 向上をめざした診療―と題して 10 人のエキスパートの先生方に執筆をお願いした．室伏先生には，総論として，めまい・ふらつきを生じる疾患群を，反復性，単発性，誘発性，慢性に分類し，新たな切り口で概説していただいた．將積先生には，めまい・ふらつきの診断にあたってのポイントについて，急性めまいと慢性めまいのそれぞれについて，問診や診断の仕方について解説していただいた．瀬尾先生には，新たなめまい検査である VEMP と HIT について，その原理，検査法，注意点などについて解説していただいた．各論として，北原先生にはめまい・ふらつきを生じる前庭疾患，城倉先生には中枢疾患，近藤先生には心因疾患，木下先生には全身疾患について，それぞれわかりやすく解説していただいた．治療面では，久保先生にはめまい・ふらつきに対して保険適用のある薬物治療について，中山・蒲谷先生には前庭リハビリテーションについて，藤本先生には，人工前庭，nGVS，tDCS など，近年開発中のめまい・平衡障害に対する新規治療について概説していただいた．

　本特集は，めまい・ふらつきを生じる疾患およびそれらの診断法，治療法について，最新の情報をコンパクトにまとめた，すばらしい特集になったと考えている．この特集がめまい診療に携さわる多くの先生方の診療に役立てれば幸いである．

　最後に，本企画にご高配をいただいた編集主幹の先生方ならびに関係者の方々，そしてそれぞれの解説をご執筆いただいた先生方に深く感謝申し上げます．

2021 年 1 月

岩﨑真一

JN046443

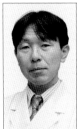

岩﨑 真一
（いわさき　しんいち）

1992年	東京大学卒業
2000年	同大学大学院医学系研究科外科学専攻修了都立府中病院耳鼻咽喉科
2002年	東京大学医学部耳鼻咽喉科，助手
2006年	オーストラリア，シドニー大学留学
2007年	東京大学医学部耳鼻咽喉科，講師
2009年	同，准教授
2019年	名古屋市立大学医学部耳鼻咽喉・頭頸部外科，教授

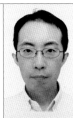

近藤 真前
（こんどう　まさき）

2004年	大阪大学卒業
2010年	名古屋市立大学大学院医学研究科精神・認知・行動医学分野
2015年	同大学大学院修了，助教
2017年	名古屋市立大学病院いたみセンター，副センター長兼任

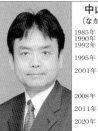

中山 明峰
（なかやま　めいほう）

1985年	愛知医科大学卒業
1990年	同大学大学院修了
1992年	米国 Southern Illinois University 大学留学
1995年	愛知医科大学耳鼻咽喉科，講師
2001年	同大学睡眠障害センター，副部長
	同大学耳鼻咽喉科，助教授
2008年	名古屋市立大学耳鼻咽喉科，准教授
2011年	同大学睡眠医療センター長
2020年	仁愛診療所名駅睡眠医療センター長

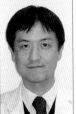

北原 糺
（きたはら　ただし）

1992年	大阪大学卒業
1997年	同大学医学部大学院修了大阪労災病院耳鼻咽喉科
2001年	大阪大学医学部耳鼻咽喉科，助手
2002年	米国ピッツバーグ大学平衡研究部門，研究員
2008年	大阪大学医学部耳鼻咽喉科，講師
2010年	大阪労災病院耳鼻咽喉科，部長
2012年	大阪大学医学部耳鼻咽喉科，准教授
2014年	奈良県立医科大学耳鼻咽喉・頭頸部外科，教授
2016年	同大学附属病院めまいセンター長兼任

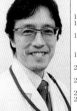

城倉 健
（じょうくら　けん）

1990年	横浜市立大学卒業
1992年	同大学附属病院神経内科
1994年	松戸市立福祉医療センター東松戸病院神経内科
1996年	横浜市立大学附属浦舟病院神経内科
2000年	同大学附属市民総合医療センター
2002年	平塚共済病院神経内科，部長
2005年	同，脳卒中センター長
2014年	横浜市立脳卒中・神経脊椎センター，副病院長

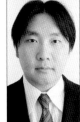

藤本 千里
（ふじもと　ちさと）

2002年	東京大学卒業
	同大学附属病院耳鼻咽喉科
2003年	国立東京災害医療センター耳鼻咽喉科
2005年	東京都立府中病院耳鼻咽喉科
2010年	東京大学大学院修了
	東京都立神経病院神経耳科
2012年	東京大学医学部附属病院耳鼻咽喉科，助教
2019年	同，医長
	東京大学医学部附属病院耳鼻咽喉科，助教
2020年	同，特任講師

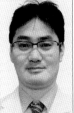

木下 淳
（きのした　まこと）

2004年	山形大学卒業
	東京大学医学部附属病院，研修医
2006年	同大学医学部耳鼻咽喉科社会保険中央総合病院耳鼻咽喉科
2007年	竹田綜合病院耳鼻咽喉科
2009年	国立病院機構災害医療センター耳鼻咽喉科
2010年	東京大学医学部附属病院耳鼻咽喉科
2015年	東京大学大学院修了
	同大学，助教
2016年	東京逓信病院耳鼻咽喉科
2018年	東京大学医学部附属病院耳鼻咽喉科，助教
2019年	三井記念病院耳鼻咽喉科
2020年	東京大学医学部附属病院耳鼻咽喉科，助教

將積 日出夫
（しょうじゃく　ひでお）

1982年	富山医科薬科大学卒業
1986年	同大学大学院医学薬学研究部修了
	同大学医学部耳鼻咽喉科，助手
1995年	同大学附属病院耳鼻咽喉科，講師
2006年	同大学医学部耳鼻咽喉科，助教授
2012年	同，教授

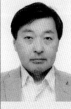

室伏 利久
（むろふし　としひさ）

1985年	東京大学卒業
	同大学耳鼻咽喉科入局
1992年	同大学保健センター耳鼻咽喉科，助手
1994〜96年	オーストラリア，シドニー大学留学
1996年	東京大学耳鼻咽喉科，講師
2003年	東京逓信病院耳鼻咽喉科，部長
2008年	帝京大学附属溝口病院耳鼻咽喉科，教授

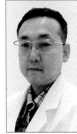

久保 和彦
（くぼ　かずひこ）

1996年	九州大学卒業
	同大学耳鼻咽喉科入局
2002年	九州大学大学院修了済生会福岡総合病院耳鼻咽喉科
2004年	千鳥橋病院耳鼻咽喉科，部長
2011年	九州大学病院耳鼻咽喉科・頭頸部外科，助教・講師
2016年	千鳥橋病院耳鼻咽喉科，部長
2018年	同病院，副院長兼耳鼻咽喉科・頭頸部外科，部長

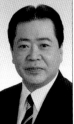

瀬尾 徹
（せお　とおる）

1986年	兵庫医科大学卒業
	同大学耳鼻咽喉科入局
1995〜96年	米国 Bowman Gray 医科大学留学
2003年	宝塚市立病院耳鼻咽喉科，部長
2007年	兵庫医科大学耳鼻咽喉科，准教授
2009年	大阪中央病院耳鼻咽喉科・大阪めまいセンター，部長
2013年	近畿大学医学部耳鼻咽喉科，准教授
2019年	聖マリアンナ医科大学横浜市西部病院，特任准教授

CONTENTS

めまい・ふらつき
—QOL 向上をめざした診療—

編集企画／岩﨑真一
名古屋市立大学教授

Monthly Book ENTONI No. 256/2021. 4 目次

編集主幹／小林俊光 曾根三千彦

【ENTONI®（エントーニ）】
ENTONIとは「ENT」（英語の ear, nose and throat：耳鼻咽喉
科）にイタリア語の接尾辞 ONE の複数形を表す ONI をつけ，
耳鼻咽喉科領域を専門とする人々を示す造語．

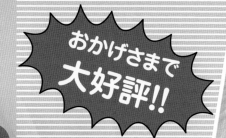

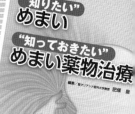

"知りたい"めまい
"知っておきたい"めまい薬物治療

おかげさまで 大好評!!

編集／聖マリアンナ医科大学教授 **肥塚 泉**

定価4,950円（本体4,500円＋税）
B5判 166頁 2012年10月発行

目次

・詳しくはこちらを
ご覧ください。

めまい領域を専門としない耳鼻咽喉科医をはじめ、診療科を超えた幅広い分野の先生方にも理解しやすい、境界領域としてのめまい疾患の診断と治療について解説!!

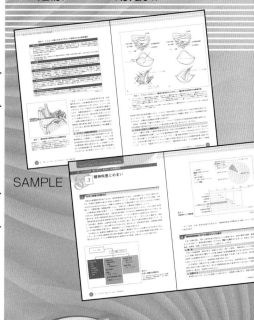

SAMPLE

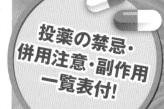

投薬の禁忌・併用注意・副作用一覧表付!

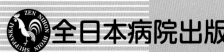

全日本病院出版会
www.zenniti.com

〒113-0033 東京都文京区本郷 3-16-4　Tel:03-5689-5989
Fax:03-5689-8030

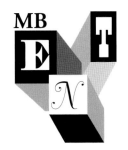

◆特集・めまい・ふらつき―QOL 向上をめざした診療―

めまい・ふらつきを生じる疾患（総論）

室伏利久*

Abstract めまい・ふらつきという症候は，（Ⅰ）めまい，（Ⅱ）平衡障害，（Ⅲ）失神性めまい，に分けて考えると理解しやすい．「めまい」は，① 単発性と反復性，② 蝸牛症状の随伴の有無，③ 自発性か誘発性かによって分類できる．いずれの場合にも末梢前庭性めまいのみならず，中枢性めまいの可能性があるので，他の神経症状などに注意が必要である．「平衡障害」の場合，Romberg 徴候の有無が鑑別に重要である．また，いわゆる前庭系以外の系の障害によって生じる平衡障害があることにも注意が必要である．「失神性めまい」の場合には，前庭系以外の要因も含め，全身的な様々な要因で生じる可能性が高い．心因性めまいは，すべてのタイプのめまい・ふらつきを生じる可能性がある．個々の症例におけるめまい・ふらつきが，どのカテゴリーに属するかを明らかにすることが，正しい診断に至る近道である．

Key words 回転性めまい(vertigo)，浮動性めまい(dizziness)，平衡障害(dysequilibrium)，失神(syncope)，前庭系(vestibular system)

はじめに

ふらつきを含む広義の「めまい」を定義すると，**「めまいは身体の安定感が失われたと感じる不快な自覚症状の総称である．」** とすることが妥当ではないかと考えられる．この定義によれば，実に様々な病態が「めまい」として表現され得る．実際，我々が身体の安定感を保つには，様々な機構が作動している．また，「自覚症状」というところが 1 つのポイントで，客観的には，安定しているようにみえても，自覚的に安定感を失っていると感じれば，それはめまい症状ということになる．

我々の身体の平衡状態は，視覚，前庭迷路（内耳）由来の平衡覚，固有感覚（深部感覚）および表在感覚の体性感覚系からの情報を用い，眼球運動，四肢・体幹の運動，自律神経活動を中枢神経系で統合・制御することによって保たれている[1]（図 1）．また，これらの感覚系からの情報をもとに空間における自己の位置，姿勢，運動の方向を認識している．この認識は，空間識(space orientation)と呼ばれ，大脳皮質で形成されると考えられ，空間識の形成にかかわる大脳皮質は前庭皮質と呼ばれている．空間識は，やはり中枢神経系で形成される様々な情動の影響も受けている[1]．

めまい症候の分類

上述の身体平衡維持システムのどこかに不具合を生じた場合，我々は，広義のめまい，すなわち，めまい・ふらつきを自覚症状として意識することになる．めまい平衡障害に関する症候については，めまい平衡医学の国際学会である Bárány Society が 2009 年に発表した症候の新分類[2)3]（表 1）があるが，いささか煩雑な分類である．

筆者が日常臨床で用いている分類を表 2 にまとめてみた．基本的には，自己運動感が強く，その方向性が比較的明確なめまいを vertigo とし，自己運動感はあったとしてもその感覚および方向性が不明確なものを dizziness，自己運動感が希薄で

* Murofushi Toshihisa，〒 213-8507 神奈川県川崎市高津区二子 5-1-1 帝京大学医学部附属溝口病院耳鼻咽喉科，教授

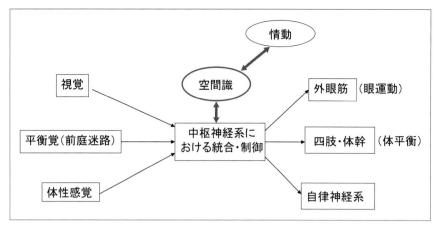

図 1.
身体平衡の維持機構
（文献 1 より改変）

表 1. Bárány Society によるめまい症状の分類

Vertigo（自己回転感のあるめまい）
　Spontaneous vertigo（自発性めまい）
　Triggered vertigo（誘発性めまい）
　　Postural vertigo（頭位性）
　　Head-motion vertigo（頭部運動性）
　　Visually-induced vertigo（視覚誘発性）
　　Sound-induced（音刺激誘発性）
　　Valsalva-induced（圧刺激誘発性）
　　Orthostatic（起立性）
　　Other triggered（その他の誘発性）
Dizziness（自己回転感の不明確な空間識の障害）
　Spontaneous dizziness
　Triggered dizziness
　　細分は vertigo と同様
Vestibulo-visual symptoms（前庭覚-視覚性症状）
　External vertigo（外部回転性めまい）
　Oscillopsia（動揺視）
　Visual lag（視覚の頭部運動に対する追従遅れ）
　Visual tilt（視覚的な傾斜感）
　Movement-induced blur（運動によるかすみ）
Postural symptoms（姿勢症状）
　Unsteadiness（不安定感）
　Directional pulsion（方向性のある転倒・傾き）
　Balance-related near fall（バランスに関連した切迫転倒）
　Balance-related fall（バランスに関連した転倒）

（文献 2 より）

なんとなくバランスの悪い感じを unsteadiness, 気の遠くなる感じを syncope dizziness としている．Drachman の古典的な分類[4]の修正版ともいえる．Vertigo には，回転感のみならず，身体の傾斜感や上下動などの直線的な運動感も含む．

しかし，実際には，vertigo なのか dizziness なのか区別が難しかったり，1 つの疾患でも，vertigo を生じたり，dizziness を生じたりする場合も少なくない．そこで，本稿では，vertigo と dizziness をあわせて「めまい」とし，unsteadiness を「平衡障害」とし，syncope dizziness を「失神性めまい」とし，それぞれの症候を生じる疾患について総論的に解説する．

「めまい」をきたす疾患

めまいをきたす疾患は，① 単発性か反復性か，② 蝸牛症状を伴うか伴わないか，③ 自発性か誘発性かによって分類することができる（表 3）．

表 2. 筆者によるめまいの分類

自己運動感の明確なめまい（vertigo）
　回転性めまい（rotatory vertigo）
　身体傾斜感・直線的運動感（tilting sensation and translation sensation）
自己運動感の不明確なめまい（dizziness）
　浮動性めまい（floating dizziness）
身体の不安定感（unsteadiness）
　平衡障害（disequilibrium）
失神性めまい（syncope dizziness）
　失神を伴う転倒発作（drop attack with syncope）
　眼前暗黒感（black out）

（文献 3 より）

1．自発性・反復性めまいをきたす疾患

発作性にめまいを繰り返すものの代表は，メニエール病（Ménière's disease）である．メニエール病の場合，その発作の持続時間は，Bárány Society の診断基準によれば，20分～12時間である[5]．メニエール病の場合は，めまい発作に関連して，蝸牛症状，すなわち，難聴，耳鳴，耳閉感を生じることがその特徴である．メニエール病の病理学的特徴として，内耳における内リンパ水腫が報告されている[6]．遅発性内リンパ水腫（delayed endolymphatic hydrops）は，先行する高度感音難聴に遅れてめまい発作を反復する疾患であり，同側性と対側性が定義されている．同側性の場合，高度感音難聴耳がめまいの患側でもあるが，めまい発作のときに聴覚症状は変化しない．一方，対側型は，めまい発作の患側は，高度感音難聴耳の対側耳（良聴耳）で，めまい発作に関連して，良聴耳に難聴，耳鳴，耳閉感を生じる[7]．この他，メニエール病と同様の反復性めまいを生じるが，聴覚系の症状を伴わないもので，内リンパ水腫の関与が推定されるものは，メニエール病非定型例として，前庭型メニエール病とされる[7]．ただし，前庭型メニエール病と診断する場合は，慎重な鑑別診断が望まれる．

上述のメニエール病およびその関連疾患と同様に，vertigo を繰り返す頻度の高い疾患には，前庭性片頭痛（vestibular migraine）がある．その発作の持続時間は，Bárány Society の診断基準によれば，5分～72時間とされている[8]．前庭性片頭痛の特徴は，めまい発作に片頭痛性頭痛などの片頭痛症状が随伴していることである．前庭性片頭痛の場合，耳鳴や耳閉感などの聴覚系症状を伴う場合もあるが，必発ではない．通常，明らかな難聴は伴わないが，メニエール病のめまい発作と前庭性片頭痛のめまい発作の両者の特徴をもつ前庭性片頭痛／メニエール病重複症候群（vestibular migraine/Ménière's disease overlapping syndrome：VMOS）も存在する[9]．

中枢神経系の疾患でめまい発作を繰り返すもの

として，椎骨脳底動脈循環不全（vertebtrobasilar insufficiency：VBI）がある．VBI は，基本的には，椎骨脳底動脈系の一過性脳虚血発作である．主たる症状は，回転性および非回転性のめまい発作である．後述する失神性めまいの場合もある．めまい発作に加えて，複視，霧視，温痛覚障害，耳鳴，脱力や構音障害が生じる場合もある．症状は数分～数時間程度持続する[1][10]．

2．自発性・単発性めまいをきたす疾患

自発性・単発性のめまい発作をきたす代表的な疾患は，前庭神経炎である．前庭神経炎は，急性に末梢前庭機能障害を生じ，激しいめまいを自覚する．めまいは数日間持続することも少なくない．蝸牛症状，他の脳神経症状，中枢神経症状は伴わない．診断基準では，末梢前庭機能の高度低下を証明することが要求されている[11]．

その他の自発性・単発性めまい発作を生じる疾患として，めまいを伴う突発性難聴，内耳炎などの末梢性疾患と Wallenberg 症候群，AICA 症候群，その他の小脳梗塞や小脳出血などの中枢性疾患がある．めまいを伴う突発性難聴，内耳炎では，

表 3．めまいを生じる代表的疾患

① 自発性・反復性めまい
メニエール病*
前庭型メニエール病
遅発性内リンパ水腫**
前庭性片頭痛
前庭性片頭痛／メニエール病重複症候群*
椎骨脳底動脈循環不全
② 自発性・単発性めまい
前庭神経炎
めまいを伴う突発性難聴*
内耳炎*
Wallenberg 症候群
AICA 症候群*
小脳梗塞
小脳出血
③ 誘発性めまい***
良性発作性頭位めまい症
前庭性発作症
上半規管裂隙症候群
真珠腫の内耳進展

* 　　蝸牛症状の存在が必須
** 　同側型の場合高度・重度難聴はあるが，めまい発作時には増悪しない
*** 　良性発作性頭位めまい症以外は自発性めまいを生じる場合もあり

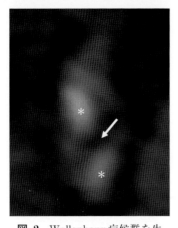

図 2. Wallenberg 症候群を生
じた椎骨動脈解離症例の
MRA（軸位断）
内膜解離による double lumen
（＊）と intimal flap（矢印）を認
める

蝸牛症状を伴うが，他の神経症状は伴わない．
Wallenberg 症候群に代表される小脳・脳幹障害
によるめまいの場合，第8脳神経系以外の脳神経
症状や小脳症状を認める．Wallenberg 症候群の
場合，典型例では，同側ホルネル症候群，同側顔
面温痛覚低下，同側軟口蓋・喉頭麻痺，対側四肢
体幹温痛覚低下が生じる．Wallenberg 症候群は，
後下小脳動脈（posterior inferior cerebellar
artery；PICA）領域の梗塞で生じるが，椎骨動脈
解離がその原因となることも多く，発症時に後頭
部や後頸部痛が生じる場合も少なくないので，こ
のような痛みがなかったかを問診しておくことも
重要である[12]（図2）．

ここで注意が必要なのが，AICA 症候群であ
る[1)12]．AICA 症候群は，前下小脳動脈（anterior
inferior cerebellar artery；AICA）の閉塞で生じ
る症候群であるが，内耳への血流を供給している
迷路動脈が AICA から分枝するため，難聴とめま
いを生じる．AICA 症候群の場合，難聴やめまい
に加えて，同側ホルネル症候群，同側顔面神経麻
痺，同側外転神経麻痺や同側顔面温痛覚低下，対
側四肢体幹温痛覚低下が生じる可能性があるの
で，こうした他の神経症状の有無をチェックする
必要がある．心房細動のある高齢者のめまいを伴
う急性感音難聴の場合はとくに注意が必要である．

3．誘発性めまいをきたす疾患

誘発性めまいの誘因としては，頭位の変化が
もっとも多い．代表的な疾患は，良性発作性頭位
めまい症（benign paroxysmal positional vertigo；
BPPV）である．BPPV は，特定の頭位をとると，
主として回転性のめまいが誘発される疾患であ
る．めまい以外の神経症状は，難聴・耳鳴も含め
随伴しない．めまいを生じる頭位や眼振の向きに
よって様々なタイプに分類されているが，代表的
なものには，矢状面の頭位変化で回旋成分の強い
眼振を生じる後半規管型 BPPV，頭位眼振検査で
向地性頭位眼振や背地性頭位眼振を生じる外側半
規管型 BPPV がある[13]．

この他，頭位変化が誘因となり得るめまいとし
て，前庭性発作症（vestibular paroxysmia；VP）が
ある．VP は基本的には，第8脳神経における神
経血管圧迫症候群（neurovascular compression
syndrome；NVCS）の症状としてのめまいと考え
られているものである．カルバマゼピンの効果が
高く，本剤によって症状が緩和されることは診断
基準の一部となっている．多くの場合，MRI にて
NVC を示唆する所見が認められる．VP の場合，
めまいの持続は1分以下である．なお，頭位変化
がめまいの誘因となることは，診断上必須ではな
い[14]．

頭位変化以外の誘因としては，音刺激や圧刺激
がある．圧刺激や音刺激でめまいを生じる場合に
は，内耳瘻孔が存在することが多い．圧刺激で生
じるめまい感は瘻孔症状と呼ばれ，真珠腫性中耳
炎の内耳進展，上半規管裂隙症候群（superior
canal dehiscence syndrome；SCDS），あるいは外
リンパ瘻などで認められる．なお，瘻孔症状は，
内耳瘻孔がなくても生じる場合があり，これを
Hennebert 徴候と呼び，内耳梅毒の場合に認めら
れる所見とされている．音刺激によりめまいを生
じる現象は Tullio 現象と呼ばれる．Tullio 現象を
示す疾患としては，SCDS が良く知られている．
SCDS の症例では，音刺激を用いた耳石器機能検
査である VEMP，特に oVEMP で過大な反応を生

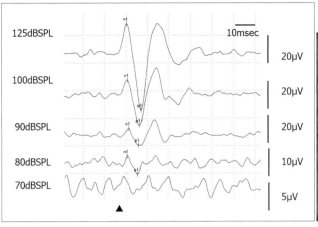
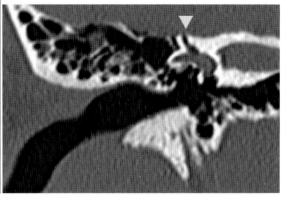

図 3. SCDS 症例の oVEMP と側頭骨 CT
oVEMP（気導音刺激）は，125 dBSPL では振幅が著明に増大しており，また閾値も低下している．
冠状断側頭骨 CT では上（前）半規管の頂部の骨欠損を認める

じることが特徴的である[15)16)]（図 3）．

4．平衡障害をきたす疾患

　平衡障害の場合は，めまいの場合と異なり，自己あるいは周囲の運動感がない．平衡障害は，高齢者の転倒の原因の1つである．平衡障害を引き起こす病巣，原因疾患は多岐にわたる．病巣としては，中枢神経系，末梢前庭系，深部感覚系などの体性感覚系，また，運動器系のすべてが考えられる．心理的な障害に基づく平衡障害もあり，鑑別が必要となる．

　急性発症の平衡障害と慢性的な平衡障害は分けて考える必要がある．めまいを伴わない急性発症の強い平衡障害の場合，小脳梗塞や小脳出血が疑われる．このような場合，平衡障害以外の症状を認めない場合もあるので注意が必要である[12)]（図4）．小脳下部の障害では手足の運動失調や構音障害は起こらず，平衡障害が唯一の症状であり得る．このような場合には，後述の末梢前庭障害や体性感覚系の障害の際にみられるような閉眼による体平衡障害の増悪（Romberg 徴候陽性）の所見はみられず，開眼でも強い体平衡障害があることが多い．

　慢性的な平衡障害をきたす疾患のうち，頻度が高いものとして，特発性両側末梢前庭機能低下症[17)18)]，薬剤性両側末梢前庭障害（アミノ配糖体系抗菌薬，シスプラチンなど），急性一側性末梢前庭機能障害後の前庭代償不全，脊髄後索系障害，感

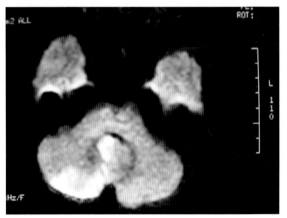

図 4. 小脳梗塞症例の MRI（拡散強調画像）
この症例は，救急搬送時平衡障害のみを認めた

覚性末梢性ニューロパチーなどがある．また，この他，脊髄小脳変性症，両側聴神経腫瘍，髄膜炎後遺症なども重篤な平衡障害を生じる．両側性末梢前庭機能低下は bilateral vestibulopathy としてその診断基準が Bárány Society によって作成された[19)]．また，高齢者における比較的マイルドな両側末梢前庭機能低下は presbyvestibulopathy としてやはり Bárány Society によって診断基準が作成された[20)]．

　稀ではあるが重要なものに，悪性腫瘍のremote effect で生じる傍腫瘍性小脳変性症（paraneoplastic cerebellar degeneration）や小脳障害と末梢前庭障害の両者を合併する CANVAS 症候群（cerebellar ataxia with neuropathy and vestibular areflexia syndrome）などもある[21)22)]．

これらに加えて，加齢に伴い，身体各所に全般的な機能低下が生じ平衡障害を引き起こすことがあり，加齢性平衡障害とも呼ばれている[23]．この他，最近注目されている疾患概念に持続性知覚性姿勢誘発めまい（persistent postural-perceptual dizziness；PPPD）がある[24]．この疾患は，立位姿勢，運動，視覚刺激などで増悪し，症状の日内変動がある慢性めまい・平衡障害で，現時点では原因不明である．今後解明が進むことが期待される疾患である．

5．失神性めまいをきたす疾患

眼前暗黒感や気の遠くなりそうな感じなどは，失神性めまいに分類される．日常臨床では，起立性低血圧などの血圧の調節障害によるものが多い．シェロングテストによる体位による血圧や脈拍の変動のチェックはスクリーニングとして必要である．この他には，てんかん性めまい，不整脈などの循環器障害，頸部や頭蓋内の血流障害（椎骨脳底動脈循環不全を含む），低血糖や甲状腺機能亢進症などの内分泌障害，肺気腫による低酸素状態など多彩な疾患で生じる場合もあるので，全身に目を配る必要がある．様々な可能性を疑って検査プランを立てる必要がある．

おわりに

駆け足であるが，めまい・ふらつきを生じる疾患についてその全体像を概説した．この解説によって，個々の疾患について掘り下げて理解する前に，ある程度のめまい疾患に対するオリエンテーションがつけば幸いである．本稿を最後まで読まれた読者は，心因性めまいについての記載がないことに気づかれたかもしれない．心因性めまいは，身体疾患ではないので，患者さんは多彩な症状をもつ可能性がある．したがって，本稿で用いた症状による分類では扱いが難しい．身体疾患としてうまく説明できない症例の場合には，心因性めまいである可能性も念頭において診療を進めていただきたい．

参考文献

1) 室伏利久：めまいの診かた，治しかた．中外医学社，2016.
   Summary めまい疾患全般についてまとめたコンパクトなテキスト．
2) Bisdorff A, von Brevern M, Lempert T, et al：Classification of vestibular symptoms：towards and international classification of vestibular disorders. J Vestib Res, 19：1-13, 2009.
   Summary Bárány Society によるめまい関連症状の分類．やや煩雑ではある．
3) 室伏利久：めまいの起源を求めて．中外医学社，2018.
4) Drachman DA, Hart CW：An approach to the dizzy patient. Neurology, 22：323-334, 1972.
5) Lopez-Escamez JA, Carey J, Chung WH, et al：Diagnostic criteria for Meniere's disease. J Vestib Res, 25：1-7, 2015.
   Summary 最新のメニエール病の診断基準．
6) Okuno T, Sando I：Localization, frequency, and severity of endolymphatic hydrops and the pathology of the labyrinthine membrane in Menière's disease. Ann Otol Rhinol Laryngol, 96：438-445, 1987.
   Summary メニエール病症例の側頭骨病理所見をまとめた貴重な論文．内リンパ水腫は，球形嚢にもっとも高頻度に認められ，蝸牛，卵形嚢，半規管の順に続くことを報告している．
7) 一般社団法人　日本めまい平衡医学会（編）：メニエール病・遅発性内リンパ水腫診療ガイドライン　2020年版．金原出版，2020.
   Summary 日本めまい平衡医学会による最新のメニエール病・遅発性内リンパ水腫の診療ガイドライン．
8) Lempert T, Olesen J, Furman J, et al：Vestibular migraine：diagnostic criteria. J Vestib Res, 22：167-172, 2012.
   Summary 前庭性片頭痛の国際的診断基準．
9) Murofushi T, Tsubota M, Kitao K, et al：Simultaneous presentation of definite vestibular migraine and definite Ménière's disease：Overlapping syndrome of two diseases. Front Neurol, 9：749, 2018. doi：10.3389/fneur.2018.00749.
   Summary メニエール病の特徴と前庭性片頭痛の特徴をあわせもつ10症例について記載したケースシリーズ．
10) 山中敏彰：TIA の：診断基準と VBI．Equilib-

rium Res, **75**：27-29, 2016.

11）室伏利久：めまい疾患の診断基準：前庭神経炎. Equilibrium Res, **76**：310-315, 2017.

12）室伏利久：最新のめまい診療—危険なめまいを見落とさないために. 日耳鼻会報, **121**：831-833, 2018.

13）von Brevern M, Bertholon P, Brandt T, et al：Benign paroxysmal positional vertigo：diagnostic criteria. J Vestib Res, **25**：105-117, 2015.
Summary 良性発作性頭位めまい症の国際的診断基準.

14）Strupp M, Lopez-Escamez JA, Kim JS, et al：Vestibular paroxysmia：diagnostic criteria. J Vestib Res, **26**：409-415, 2016.
Summary 前庭性発作症の国際的診断基準.

15）Welgampola MS, Myrie OA, Minor LB, et al：Vestibular-evoked myogenic potential thresholds normalize on plugging superior canal dehiscence. Neurology, **70**：464-472, 2008.
Summary SCDS 症例における VEMP の検討から, 気導 oVEMP が SCDS の鑑別にはもっとも有効であることが読み取れる.

16）Komiyama S, Nakahara H, Tsuda S, et al：Assessment of ocular vestibular evoked myogenic potential(oVEMP)amplitudes is a good screening method of atypical superior canal dehiscence cases. A report of 2 cases. Equilibrium Res, **73**：69-75, 2014.

17）Baloh RW, Jacobson K, Honrubia V, et al：Idiopathic bilateral vestibulopathy. Neurology, **39**：272-275, 1989.

18）Fujimoto C, Yagi M, Murofushi T：Recent advances in idiopathic bilateral vestibulopathy：a literature review. Orphanet J Rare Dis, **14**：202, 2019. doi：10.1186/s13023-019-1180-8.
Summary 特発性両側性末梢前庭機能低下症

研究の現状を把握できる最新の総説.

19）Strupp M, Kim JS, Murofushi T, et al：Bilateral vestibulopathy：diagnostic criteria consensus document of the Classification Committee of the Bárány Society. J Vestib Res, **27**：177-189, 2017.
Summary 両側末梢前庭機能低下に関する国際的な診断基準.

20）Agrawal Y, van de Berg R, Wuyts F, et al：Presbyvestibulopathy：diagnostic criteria consensus document of the classification committee of the Bárány Society. J Vestib Res, **29**：161-170, 2019.
Summary 19）の両側末梢前庭機能低下よりマイルドな高齢者における両側前庭機能低下を加齢性末梢前庭機能低下症(presbyvestibulopathy)として作成した診断基準.

21）Hoftberger R, Rosenfeld MR, Dalmau J：Update on neurological paraneoplastic syndromes. Curr Opin Oncol, **27**：489-495, 2015.

22）Szmulewicz D, McLean CA, MacDougall HG, et al：CANVAS an update：clinical presentation, investigation and management. J Vestib Res, **24**：465-474, 2014.

23）室伏利久：加齢とめまい・平衡障害. 新興医学出版, 2013.
Summary 加齢に伴う全身の変化と高齢者のめまい・平衡障害をまとめ, 加齢性平衡障害という概念にも言及したテキスト.

24）Staab JP, Eckhardt-Henn A, Horii A, et al：Diagnostic criteria for persistent postural-perceptual dizziness(PPPD)：consensus document of the committee for the classification of vestibular disorders of the Bárány Society. J Vestib Res, **27**：191-208, 2017.
Summary PPPD の国際的診断基準.

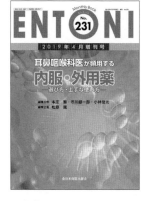

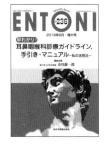

MB ENT, 256：9-14, 2021

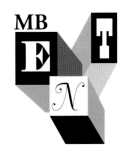

◆特集・めまい・ふらつき—QOL 向上をめざした診療—

めまい・ふらつきに対する診断のポイント

將積日出夫*

Abstract めまいは急性めまいと慢性めまいに分けられる．急性めまいの性状は回転性めまい，非回転性めまいに分けられ，その持続時間は一瞬から数日に及ぶまで多様である．慢性めまいの性状は，非回転性めまいが 3 ヶ月以上持続する．急性めまいでは，問診による発症様式，誘因・合併症，聴覚症状の有無に関する結果から念頭におくべき末梢性および中枢性めまい疾患を概説した．急性めまいとして，急性脳血管障害，めまいを伴う突発性難聴，急性低音障害型感音難聴，外リンパ瘻，前庭神経炎，メニエール病，遅発性内リンパ水腫，内耳梅毒，前庭性片頭痛，良性発作性頭位めまい症の診断のポイントを説明した．問診に引き続き，眼振検査，画像検査を用いて適切に疾患を鑑別することが必要である．慢性めまいとして，特に近年注目されている持続性知覚性姿勢誘発性めまい(PPPD)を代表として診断のポイントを紹介した．PPPD の大多数が前庭疾患に続発することから，遷延する前庭疾患の診断の際に PPPD を考慮することが重要である．

Key words 急性めまい(acute vestibular syndrome)，慢性めまい(chronic vestibular syndrome)，末梢性(peripheral)，中枢性(central)，鑑別診断(differential diagnosis)

はじめに

めまい，ふらつきは日常診療においてもっとも頻度の高い症状の 1 つである．めまいは急性めまいと慢性めまいとに分けられる．急性めまいの性状は回転性めまい，非回転性めまい(ふらつきも含む)に分けられ，その持続時間は一瞬から数日に及ぶまで多様である．2019 年に日本めまい平衡医学会は急性期めまいの診療フローチャートを発表した[1]．このチャートでは，問診，診察，診断基準の 3 項目により構成されている．まず，問診では，発症様式，誘因・合併症，聴覚症状の有無に関する結果から念頭におくべき疾患が示されている(表 1)．発症様式は単発性(初回)か再発・反復性に分けられる．慢性めまいでは，非回転性めまいが 3 ヶ月以上持続する．本稿では，急性めまいの診療のポイントを中心に概説する．

急性めまい診療のポイント
—単発性めまい—

単発性のめまいでもっとも注意しなければならないことは生命予後にかかわる急性脳血管障害の診断である．脳血管障害のリスクファクターとして糖尿病，高血圧，高脂血症，肥満があり，これらは死の四徴候と呼ばれている．英国の研究から，一過性脳虚血発作(TIA)後に脳梗塞を早期に発症する危険因子は，60 歳以上，高血圧，発作時の症状が片麻痺もしくは言語障害，持続時間は 10 分以上の 4 項目であり，Age(年齢)，Blood pressure(血圧)，Clinical feature(臨床的特徴)，Duration of symptoms(症状持続時間)の頭文字から ABCD スコアと名付けられている[2]．その後に米国での研究成果により糖尿病(diabetes mellitus)が加えられ，現在では $ABCD^2$ スコアとして ER

---

* Shojaku Hideo, 〒 930-0194 富山市杉谷 2630　富山大学医学部耳鼻咽喉科，教授

表 1. 急性めまい診療フローチャート：問診

発症様式	誘因・合併症	聴覚症状	念頭におくべき疾患
単発性	なし	あり	急性脳血管障害（前下小脳動脈症候群） めまいを伴う突発性難聴 急性低音障害型感音難聴 外リンパ瘻
	なし	なし	前庭神経炎 急性脳血管障害（偽性前庭神経炎）
再発・反復性	なし	あり	メニエール病 遅発性内リンパ水腫 内耳梅毒
	なし	なし	前庭性片頭痛 小児良性発作性めまい
	頭位変換による	なし	良性発作性頭位めまい症 後半規管型 　水平半規管型（半規管結石症・クプラ結石症）
	起立による 高血圧・心疾患・糖尿病	なし	起立性調節障害，起立性低血圧，神経調節性失神など VBI

（文献 1 より一部改変）

表 2. $ABCD^2$，$ABCD^3$，$ABCD^3$-I スコア

		ABCD^2	ABCD^3	ABCD^3-I
年齢（Age）	60 歳以上＝1 点	○	○	○
血圧（Blood pressure）	収縮期血圧 140 mmHg 以上または 収縮期血圧 90 mmHg 以上＝1 点	○	○	○
臨床症状（Clinical feature）	片側の運動麻痺＝2 点 麻痺を伴わない言語障害＝1 点	○	○	○
持続時間（Duration）	60 分以上＝2 点 10〜59 分＝1 点	○	○	○
糖尿病（Diabetes）	糖尿病＝1 点	○	○	○
再発性 TIA（Dual TIA）	7 日以内の TIA 既往＝2 点	×	○	○
画像所見（Imaging）	同側内頸動脈の 50％以上の狭窄＝2 点 MRI 拡散強調画像での急性期病変＝2 点	×	×	○
	合計スコア	7	9	13

（文献 4 より一部改変）

（救急部）などで使用されている[3]．本邦では，脳卒中治療ガイドライン 2015 ［追補］において，TIA 後の脳梗塞発症の危険度予測と治療方針の決定には，$ABCD^2$スコアに加えて 7 日以内に TIA の既往がある項目を加えた $ABCD^3$スコア，さらに MRI の画像所見を加えた $ABCD^3$-I スコアの使用がグレード B で推奨されている（表2）[4]．そのため，スコアの項目は，高脂血症，心疾患，肥満とともに脳血管障害の診断を念頭に問診する場合に重要であり，必要に応じて MRI 拡散強調画像検査を考慮する必要がある．また，脳血管障害を疑っ

た場合には，物が二重に見える，ろれつが回らない，顔面・手足のしびれや動かしにくい，ものが飲み込みにくいなどの中枢神経症状を問診で確認する[1]．なお，私どもは，めまいが初回発作であった場合には，念のため，頭部 MRI の撮影の必要性を伝えている．

　単発性で誘因・合併症がない場合，聴覚症状の有無を確認することが必要である．聴覚症状がある場合には，めまいを伴う突発性難聴をまず念頭におくべきであるが，メニエール病の初回発作も同様であり，両者を区別することは難しい．その

ため，メニエール病・遅発性内リンパ水腫診療ガイドライン2020年版には，めまい発作と突発性の難聴で発症し，一側耳の低音障害型難聴を示す症例は，メニエール病の初回発作が強く疑われるがめまいを伴う突発性難聴と診断し，第2回目の発作が起これば メニエール病と診断すると記載されている[5]．突発性に発症する難聴で発症する聴神経腫瘍は0.8～5.7%であると報告されており[6]，めまいを伴う突発性難聴においても聴神経腫瘍を除外するために画像検査を行うことを考慮すべきである．

単発性で誘因・合併症がなく，聴覚症状がある場合には，めまいを伴う突発性難聴の他，末梢性めまいとして急性低音障害型感音難聴，外リンパ瘻も考慮すべき疾患である．急性低音障害型感音難聴は，急性あるいは突発性に聴覚症状が発症する疾患のうち，障害が低音域に限定された感音難聴をさす[1]．軽いめまいを伴う例があるためにめまいを伴う突発性難聴と鑑別が必要となり，低音域障害のために聴覚症状として耳閉感のみを訴える場合がある．聴力検査(低音域周波数の聴力レベルの合計が70 dB以上かつ高音域3週は周波数の合計が60 dB以下)により鑑別することが可能である．一方，外リンパ瘻は，内耳から外リンパ液が漏出し，めまいと聴覚症状をきたす疾患であり，特に明らかな原因，誘因がない特発性外リンパ瘻ではめまいを伴う突発性難聴と鑑別が困難な場合が少なくない．問診時に，発症時にパチッという膜が破れるような音(pop音)を伴った，水の流れるような耳鳴(流水性耳鳴)または水が流れる感じがある，鼻を強くかんだり，重い物を持った時にめまいや難聴が増悪する(瘻孔症状)，大きな音を聞くとめまいがする(Tullio現象)，体位によりめまいや難聴が変化するなどの有無を確認することは外リンパ瘻を診断するうえでの一助となる．めまいを伴う突発性難聴と鑑別を要する中枢性めまいとしては，前下小脳動脈領域の梗塞により急性感音難聴と激しいめまいを起こす前下小脳動脈症候群が知られている[9]．前下小脳動脈は脳底動脈より分岐した後に，橋腹側部周囲で外側枝と内側枝に分岐する．外側枝は，橋下部から延髄上部にかけて環流し第7・第8脳神経核を栄養して内耳動脈を分岐しているため，血栓などで閉塞すると内耳症状とともに様々な神経症状を呈する．前下小脳動脈症候群の典型的な症状は，回転性めまい，眼振，運動失調，Horner徴候，交代性の顔面・体幹の温痛覚障害，同側の難聴，耳鳴，同側の注視麻痺，顔面神経麻痺などをきたすとされるが，すべてをみたす症例は稀で，後下小脳動脈症候群(Wallenberg症候群)より圧倒的に少ない．治療経過中には，めまい，聴覚症状以外の中枢神経症状に注意し，必要があればMRI拡散強調画像による評価を行う．

単発性で誘因・合併症がなく，聴覚症状がない場合には，前庭神経炎を念頭におく．前庭神経炎のめまいは24時間以上にわたることが多い[5]．前庭神経炎症状で発症した聴神経腫瘍症例の症例報告もあり[7]，必要に応じて除外診断のための画像検査を行う場合がある．

偽性前庭神経炎は，めまいと嘔気・嘔吐のみを症状とする小脳梗塞で，特に後下小脳動脈領域下部の小脳梗塞において，小脳症状をはじめとするその他の中枢神経症状を認めないため前庭神経炎と鑑別が困難な場合もあると言われている．伊藤[10]はめまいの急患321例中6例(1.9%)に偽性前庭神経炎が認められたと報告した．発症当初はめまいと嘔気・嘔吐のみであるが，その後遅れて中枢神経症状が出現する症例がある．そのため，治療中の経過を注意深く観察し，偽性前庭神経炎を疑ったらMRI拡散強調画像検査が不可欠である．なお，偽性前庭神経炎の検査としては，ヘッドインパルステスト(Head Impulse Test)が正常パターン，注視眼振検査で注視方向性眼振(Gaze Nystagmus)，Skew Deviation(視軸に対して眼球が垂直方向にずれて一眼が他眼より上に偏位する)ありの3種類の検査所見の下線の部分を組み合わせたHINTS[11]が有効である．

急性めまい診療のポイント
―再発・反復性めまい―

　発症様式が再発・反復性の場合，代表的な末梢性めまい疾患としてメニエール病と良性発作性頭位めまい症（BPPV）が挙げられる．メニエール病のめまいは誘因なく発症し，嘔気・嘔吐を伴うことが多く，持続時間は10分〜数時間程度である．めまいの性状は回転性が多数であるが，浮動性の場合もある[5]．めまいに伴って難聴，耳鳴，耳閉感などの聴覚症状が変動し，第8脳神経以外の神経症状はない．1970年代の厚生省メニエール病調査研究班から開始された本邦研究班の疫学調査により，専門技術職に多く，農林漁業，技能生産単純労働者に少ない，几帳面で神経質な性格が多い，発症時の状況として頭脳労働時，肉体労働時，起床時，気象変化時に発症することが多いことが明らかとされている．家庭・職場環境の変化やストレスなどが発作回数に影響することが多い．そのため，問診時にはめまいの性状，反復性，持続時間，聴覚症状の随伴の有無を聴取する．さらに，発作回数に影響するストレスなどの要因も確認することは日常生活指導を行ううえで重要である．メニエール病と同様の内リンパ水腫を病態とする末梢性めまい疾患として，遅発性内リンパ水腫（DEH）と内耳梅毒がある．DEHは先行する高度難聴にメニエール病様のめまい発作あるいは対側の聴力変動をきたす疾患群である．先行する高度難聴耳と内リンパ水腫症状の原因耳の関係から同側型と対側型に分けられる．2014年5月に制定された難病法によりDEHは指定難病に選定された．DEHのめまいはメニエール病と区別をすることはできないが，先行する難聴があること，および少なくとも1耳が聾ないし高度難聴であることにより区別することができる．内耳梅毒は，treponema pallidum由来の血行性内耳炎に続発する2次性内リンパ水腫疾患である．症状はメニエール病と類似するが，内耳梅毒では梅毒血清反応が陽性となり，血液検査により区別することができる．

　再発・反復性めまいを生じるメニエール病と鑑別が必要なめまい疾患として前庭性片頭痛（VM）が注目されている[14]．VMは片頭痛関連性めまいとも呼称される．診断基準でVMは，前庭症状は中等度〜高度で5分〜72時間続き，現在あるいは過去に前兆のない片頭痛，前兆のある片頭痛があり，光過敏，音過敏，視覚性前兆（閃輝暗転）がみられ，その他の原因のないものとされる．VMでは10分以上のめまい発作が反復することがあるため，メニエール病との鑑別のため問診時に片頭痛の有無を確認する必要がある．さらに，めまい発作の誘因となる，特定の食事（赤ワイン，チョコレート，チーズなど）や脱水などの影響を聞き取ることも重要である．なお，VMでは聴覚症状を認めても，聴力変動やめまい発作耳の耳鳴の増悪などめまいと聴覚症状の関連性を認めない点が鑑別診断に役立つとされている．VMに移行する小児の反復性めまい疾患として，小児良性発作性めまい症が報告されている．反復性めまいに片頭痛の関連性が疑われた場合，頭痛専門医にコンサルトすることが診療の一助となることがある．

　発症様式が再発・反復性であり，頭位変換により誘発される末梢性めまい疾患はBPPVが代表的である．耳石が耳石器の平衡斑より脱落し，浮遊耳石として半規管に迷入することにより発症する[15]．浮遊耳石が半規管内に存在する半規管結石症とクプラに接着する半規管結石症に分けられる．特定の頭位をとると，回転性（症例によっては動揺性）のめまいが起こる．内耳三半規管の構造から，垂直半規管に浮遊耳石が存在すると，枕に頭をつける，洗濯物を干すために上を向くなどの姿勢でめまいが誘発される．一方，水平半規管では，寝返りなどの姿勢でめまいが誘発される．めまいの持続時間はおおむね数秒から数十秒であり，半規管別では仰臥位で最下方となる後半規管が60％ともっとも多く，次いで水平半規管が30％であり，前半規管がもっとも少ない[16]．問診では，めまいの持続時間，めまいの誘発頭位を確認する．BPPVでは，引き続き同じ頭位を繰り返すと

めまいは軽減または起きなくなることが多い．そのため，起床時に生じた頭位性めまいが診察時には起きないことも少なくない．後半規管型 BPPV の診察では，頭位変換眼振検査を行い，反対回旋性頭位変換眼振を観察する．水平半規管型 BPPV の診察では，仰臥位での頭位眼振検査を行い，方向交代下向性眼振や方向交代上行性眼振を観察する．前者は半規管結石症，後者はクプラ結石症により観察され，より強い眼振がみられた眼振の急速相の方向が患側となる．患側診断の後に，最適の頭位治療を行う．患側診断ができなければ，非特異的頭位治療を指導する．近年，方向交代上行性眼振はクプラ結石症で認められることが多いと言われているが，テント下疾患で出現することがある[17]．問診時の既往歴で，脳血管障害のリスクファクターとしてこれらは死の四徴候と呼ばれる，糖尿病，高血圧，高脂血症があり，身体所見から肥満があると判断された場合には，頭蓋内疾患の可能性も考慮して必要があれば画像検査を行うことが必要である．

慢性めまい診療のポイント

慢性めまいは，不安定感・浮動性めまいが主訴であり，その重症度が変動しながら1日中存在し，症状は3ヶ月以上，多くの日に存在する[18]．原因疾患は，一側前庭障害の代償不全，両側前庭機能障害，加齢性めまい，脳血管障害後遺症，脊髄小脳変性症などが知られている．近年，持続性知覚性姿勢誘発めまい（PPPD）が注目されてきた．診断基準で PPPD は，前述の慢性めまいの特徴に加えて，増悪因子として，立位姿勢，能動的または受動的な動き，複雑な視覚パターンや動的刺激の3つが挙げられている[19]．そのため，コンビニやスーパーマーケットで陳列棚の横を歩く時，交差点で車が交差する光景を見た時，座っていると良いが立ち上がった時に症状が悪化するなど問診時に聴取される．PPPD の 70% で前庭疾患など何らかの器質疾患が先行し，不安症などの心理要因により修飾を受け PPPD へ移行するといわれてい

る．そのため，メニエール病などのめまい疾患が遷延化した場合に，PPPD への移行がないかどうか問診を参考にして判断して，有効とされる前庭リハビリテーションなどの治療を併用することが重要である．

結　語

めまいは急性めまいと慢性めまいに分けられる．急性めまいの性状は回転性めまい，非回転性めまいに分けられ，その持続時間は一瞬から数日に及ぶまで多様である．慢性めまいの性状は，非回転性めまいが3ヶ月以上持続する．急性めまいでは，問診による発症様式，誘因・合併症，聴覚症状の有無に関する結果から念頭におくべき末梢性および中枢性めまい疾患を概説した．急性めまいとして，急性脳血管障害，めまいを伴う突発性難聴，急性低音障害型感音難聴，外リンパ瘻，前庭神経炎，メニエール病，遅発性内リンパ水腫，内耳梅毒，前庭性片頭痛，良性発作性頭位めまい症の診断のポイントを説明した．問診に引き続き，眼振検査，画像検査を用いて適切に疾患を鑑別することが必要である．慢性めまいとして，特に近年注目されている PPPD を代表として診断のポイントを紹介した．PPPD の大多数が前庭疾患に続発することから，遷延する前庭疾患の診断の際に PPPD を考慮することが重要である．

参考文献

1) 日本めまい平衡医学会　学会あり方委員会（編）：急性期めまいの診療フローチャート．Equlibrium Res, **78**：607-610, 2019.
   Summary 急性期めまいの診療フローチャートとして問診，診察，代表的疾患の診断基準が紹介されている．
2) 古川皓介，松本　秀，渡辺太志：めまいで発症し超急性期 MRI で異常を認めなかった脳梗塞例．耳鼻臨床, **107**：435-439, 2014.
3) Navi BB, Kamel H, Shah MP, et al：Application of the ABCD2 score to identify cerebrovascular causes of dizziness in the emergency department. Stroke, **43**：1484-1489, 2012.

4) 日本脳卒中学会　脳卒中ガイドライン［追補 2019］委員会（編）：脳卒中治療ガイドライン 2015［追補 2019］対応：83-89. 協和企画, 2019.

5) 日本めまい平衡医学会（編）：メニエール病・遅発性内リンパ水腫診療ガイドライン 2020 年版：26-27. 金原出版, 2020.

6) 金川英寿, 菅原一真, 橋本　誠ほか：突発難聴で発症した聴神経腫瘍の 2 例―聴力像とサイズ, 回復率の検討―. 耳鼻臨床, 102：7-11, 2009.

7) 河野正司, 原田博文, 白石君男ほか：前庭神経炎症状で発症した聴神経腫瘍. Equilibrium Res, 45：88-89, 1986.

8) 野口佳裕：急性感音難聴の診断と治療. 日耳鼻会報, 123：71-77, 2020.
Summary 急性感音難聴として突発性難聴, 急性低音障害型感音難聴, 外リンパ瘻などの概念, 診断, 治療と予後がまとめて紹介されている.

9) 瀧　正勝, 山道　至, 長谷川達央ほか：前下小脳動脈症候群の 3 例. 耳鼻臨床, 96：489-498, 2003.

10) 伊藤彰紀：急性めまいと脳卒中―神経耳科の立場から. 脳と循環, 16：133-136, 2011.

11) 工田昌也：めまいの診療 up to date. 日耳鼻会報, 120：1224-1230, 2017.

12) 將積日出夫：指定難病　遅発性内リンパ水腫. 日耳鼻会報, 121：1243-1249, 2018.

13) 伊東宗治：内リンパ水腫推定法としてのフロセ ミド VOR 検査の臨床的意義. 日耳鼻会報, 96：1112-1124, 1993.

14) 五島史行：前庭性片頭痛. MB ENT, 214：15-19, 2018.
Summary 国際頭痛分類にて国際的な診断基準が提案された前庭性片頭痛の診断, 病態, 治療が紹介されている.

15) 日本めまい平衡医学会診断基準化委員会：良性発作性頭位めまい症診療ガイドライン（医師用）. Equilibrium Res, 68：218-225, 2009.

16) 將積日出夫：めまいの治療をマスターする―良性発作性頭位めまい症の診断と治療―. 日耳鼻会報, 119：6-13, 2016.
Summary 良性発作性めまいの病態, 診断, 治療について, 後半規管型, 水平半規管型（半規管結石症, クプラ結石症）がまとめて紹介されている.

17) 加藤智久, 神前秀明, 大脇成広ほか：方向交代上行性眼振を呈した MRI 偽陰性の小脳梗塞例. 耳鼻臨床, 109：535-540, 2016.

18) 近藤真前：慢性めまいに対する集団認知行動療法. Jpn J Psychosom Med, 55：56-61, 2015.

19) 八木千裕, 堀井　新：持続性知覚性姿勢誘発めまいの最新知見. Equilibrium Res, 79：62-70, 2020.
Summary 慢性めまいとして注目されている持続性知覚性姿勢誘発めまいの疾患概念, 診断, 治療, 予後の最新知見が述べられている.

MB ENT, 256：15-22, 2021

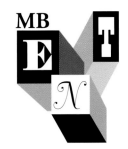

◆特集・めまい・ふらつき─QOL 向上をめざした診療─

めまい・ふらつきの鑑別に必要な検査

瀬尾　徹*

Abstract　前庭誘発筋電位（vestibular evoked myogenic potential；VEMP）と head impulse test（HIT）について概説する．この 2 つの検査によって外側半規管，前半規管，後半規管，球形囊，卵形囊のすべての末梢前庭器の機能と，上前庭神経，下前庭神経のすべての求心神経の機能評価が可能となり，今後ますます重要となってくると思われる．VEMP は，① 球形囊，卵形囊の機能検査，② 下前庭神経，上前庭神経の機能検査，③ 内リンパ水腫推定検査，④ 上半規管裂隙症候群の診断としての役割がある．HIT は，① 前庭性疾患に対するカロリックテストの代替，② 中耳・外耳疾患，炎症耳に対する半規管機能検査，③ 垂直半規管の機能検査としての役割がある．

Key words　前庭誘発筋電位（vestibular evoked myogenic potential；VEMP），耳石器（otolith organ），HIT（head impulse test），vHIT（video head impulse test），半規管麻痺（canal paresis），CUS（catchup saccade）

はじめに

　めまい・ふらつきを訴えて受診した患者の鑑別診断には，神経耳科学的検査，一般血液検査，心電図検査，画像検査などが必要である．耳鼻咽喉科医が特に重要な役割をもつのは前庭性めまいの鑑別であり，それには神経耳科学的検査が重要である．その中で前庭誘発筋電位（vestibular evoked myogenic potential；VEMP）と head impulse test（HIT）は，比較的新しい検査であるが，この 2 つの検査によって外側半規管，前半規管，後半規管，球形囊，卵形囊のすべての末梢前庭器の機能と，上前庭神経，下前庭神経のすべての求心神経の機能評価が可能となった．そのことで新たな疾患概念が出現するなど，知見は日々update されている．ここでは今後さらに重要性を増すと思われるこの 2 つの検査について述べることとする．

VEMP

1．概　説

　VEMP は，主として音響刺激により生じる耳石器由来の誘発電位である[1]．耳石器とその求心路の機能検査として用いられる．音刺激と同側の胸鎖乳突筋で記録される前庭誘発頸筋電位（cervical VEMP；cVEMP）は球形囊-下前庭神経の機能を反映し，対側の眼球直下で記録される前庭誘発眼筋電位（ocular VEMP；oVEMP）は卵形囊-上前庭神経の機能を反映する[2]．すなわち，両者の受容器官-経路は異なっており，互いに置き換えられるものではない．

2．検査法

　VEMP の測定には，専用の機器も存在するが，聴性脳幹反応（ABR）が測定できる誘発電位測定装置があれば実施可能である．cVEMP の記録時には胸鎖乳突筋の緊張が必要であり，そのために頸部を捻転あるいは挙上させる．刺激として，そ

＊ Seo Toru，〒241-8011　神奈川県横浜市旭区矢指町1197-1　聖マリアンナ医科大学横浜市西部病院耳鼻咽喉科，特任准教授

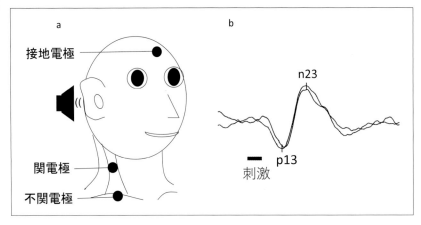

図 1.
cVEMP の記録法と記録波形
　a：関電極を胸鎖乳突筋の 1/2 から
　　1/3 に，不関電極を胸骨上に，接地
　　電極を前額部におく．電極は，皿電
　　極あるいはディスポーザブルの表面
　　電極を用いる．音刺激は，ヘッド
　　フォンあるはイアフォンより与える
　b：正常者では，音刺激と同側に p13-
　　n23 の 2 相性波がみられる．それぞ
　　れの潜時と p13-n23 頂点間振幅を測
　　定する

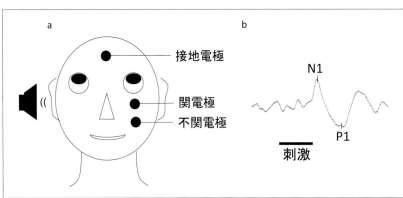

図 2.
oVEMP の記録法と記録波形
　a：関電極を眼球直下，不関電極を
　　2〜3 cm 下方，接地電極は前額部あ
　　るいは下顎におく．電極は，皿電極
　　あるいはディポーザブルの表面電極
　　を用いる．音刺激は，ヘッドフォン
　　あるいはイアフォンより与える
　b：正常者では，音刺激と反対側に
　　N1-P1 の 2 相性波がみられる．それ
　　ぞれの潜時と N1-P1 頂点間振幅を
　　測定する

の反応性のよさから 500 Hz のトーンバーストを用いることが多いが，クリック刺激を用いてもよい．誘発される波形について 100 回程度加算平均を行う．正常者では刺激後約 13 msec の頂点（p13）と約 23 msec の頂点（n23）をもつ 2 相性波がみられる．一般に p13-n23 の頂点間振幅で評価する（図 1）．この振幅は，胸鎖乳突筋の緊張に依存するので，刺激直前 20 msec の背景筋電図の積分値で除した補正値を用いるとその影響を抑制できる．oVEMP は，対側の下斜筋に生じる誘発電位であり，記録時には眼球を上転させ下斜筋を緊張させる必要がある．刺激には，500 Hz のトーンバースト音を用いることが多いが，骨導振動刺激を用いることもある（聴力検査に用いる骨導端子よりも出力が大きなものが必要である）．正常では刺激後約 10 msec の頂点（N1）と約 16 msec の頂点（P1）をもつ 2 相性波がみられるので，N1-P1 頂点間振幅を計測する（図 2）．

3．判　定

cVEMP では p13-n23 の頂点間振幅，oVEMP で

は N1-P1 頂点間振幅ついて，次式により左右比（asymmetry ratio；AR）を算出する[3)4)]．

$$AR = 100 \times (AL - AS)/(AL + AS) \quad (\%)$$

AL は記録された左右の振幅で大きいほう，AS はその小さいほうとする．

自験例での cVEMP の AR の正常値は 12.6±11.8％（平均値±標準偏差，以下同じ）であり，AR の正常上限は 36.2％となる．各波潜時の正常値については，p13 が 13.6±1.4 msec，n23 が 22.4±2.0 msec である．後迷路性病変では潜時が延長する．

oVEMP については，自験例での正常値は，AR で 12.8±9.4，N1 の潜時で 10.4±0.92 msec，P1 の潜時で 16.4±1.1 msec であり，AR の正常上限は 31.6％となる．

4．臨床応用

VEMP の臨床応用として重要なのは次の 4 点であろう．

1）球形囊，卵形囊の機能検査として

VEMP による研究で，直線加速度の受容器であ

表 1. 特発性耳石器めまいの診断基準（案）

下記のいずれかの症状を持つ
・一過性の側方へ傾斜あるいは並進感
・一過性の前後方向への傾斜あるいは並進感
・一過性の上下方向への並進感
下記のいずれを含まない
・回転性めまいの既往
・意識消失や頭部外傷の既往
・中枢神経障害や固有知覚障害
・めまいや平衡障害をきたす既知の疾患
（メニエール病や前庭性片頭痛など）

（文献 6 より改変）

表 2. 下前庭神経炎の診断基準（案）

1. 急性の回転性めまいで発症し，蝸牛症状を
伴わない
2. 上前庭神経の機能を反映する温度刺激検査
は正常
3. 下前庭神経の機能を反映する cVEMP およ
び後半規管の vHIT で機能低下を示す

（文献 10 より改変）

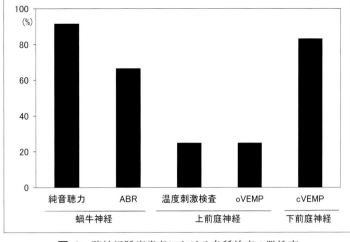

図 3. 聴神経腫瘍患者における各種検査の陽性率
下前庭神経起源が多いとされる聴神経腫瘍において，cVEMP は
純音聴力検査に次いで陽性率が高い
（文献 8 より改変）

る耳石器の病変によるめまいが明らかとなっ
た[5]．耳石器障害によるめまいは，責任病巣の平
衡斑の位置する平面，すなわち球形嚢では矢状
面，卵形嚢では水平面の動きをもつめまい感が生
じるとされる．そのような症例に対し，特発性耳
石器めまいという疾患概念が提唱されている（表
1）[6]．この概念には VEMP による検査所見は含ま
れていないが，臨床的に診断するには VEMP に
より耳石器の障害を確認する．

2）下前庭神経，上前庭神経の機能検査として

聴神経腫瘍は下前庭神経の神経鞘腫が多いとさ
れる．そのため，下前庭神経の機能を反映する
cVEMP は，聴神経腫瘍患者における前庭機能評
価として重要である（図 3）[7)8]．また，前庭神経炎
の障害部位は上前庭神経が主体であるが，
cVEMP の異常を伴い下前庭神経に障害が及ぶも
のが 34％ 程度存在する．下前庭神経は後半規管よ
りの経路でもあるので，このような症例では前庭
神経炎の続発症として後半規管型良性発作性頭位
めまい症をきたすことは稀である[9]．一方で，下
前庭神経に限局した障害をもつ急性めまいとして
下前庭神経炎という疾患概念が提唱されている
（表 2）[10)11]．このような症例では，カロリックテス
トでは異常を示さず，診断には cVEMP と後述の
vHIT が必須である（図 4）．

3）内リンパ水腫推定検査として

球形嚢はメニエール病における内リンパ水腫の
好発部位であり cVEMP による内リンパ水腫の推
定の有用性が期待できる．利尿薬（フロセミドあ
るいはグリセロール）投与前後の cVEMP の反応
波形を比較することで内リンパ水腫を推定可能で
ある[12)～14]．フロセミド投与前後の cVEMP の p13-
n23 振幅が 14.9％ 以上改善したものを陽性とする
と，メニエール病を感度 71％，特異度 81％ で診断
できる（フロセミド負荷 VEMP）（図 5）[15]．この検
査では，一側性メニエール病の健側においても陽
性を示すものが少なくないが，そのような症例は
将来両側メニエール病に移行するものが多く，潜
在的な内リンパ水腫を検出しているものと考えら
れている[16]．また，メニエール病では，cVEMP の
周波数応答は高音側に変位することが知られてお
り[17]，500H と 1000 Hz トーンバースト刺激におけ
る cVEMP の p13-n23 振幅の比較より内リンパ水
腫の存在を推定する方法も考案されている．500
Hz と 1000 Hz 刺激における振幅を，それぞれ A1，
A2 とし，次式で SL を求める．

$$SL = 100 \times (A1 - A2)/(A1 + A2)$$

SL が −19.9 以下の場合，メニエール病を感度
74％，特異度 76％ で診断できる[18]．

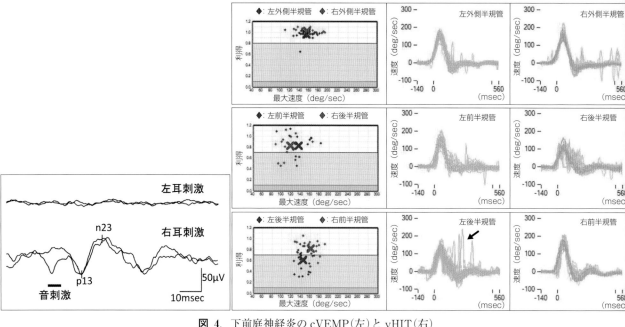

図 4. 下前庭神経炎の cVEMP（左）と vHIT（右）
下前庭神経の機能を反映する cVEMP で左無反応である．vHIT では，下前庭神経の機能を反映する
左後半規管の vHIT のみ VOR ゲインの低下と CUS（矢印）がみられる
（文献 11 より改変）

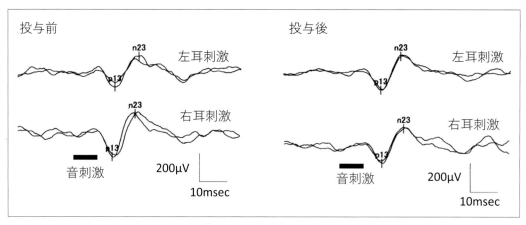

図 5. フロセミド VEMP
メニエール病におけるフロセミド 20 mg 投与前の cVEMP と投与 60 分後の cVEMP を示す
（文献 15 より改変）

4）上半規管裂隙症候群の診断として

　上半規管裂隙症候群において，骨迷路の裂隙により内耳の機械的インピーダンスの変化が生じ，oVEMP，cVEMP の振幅上昇，閾値低下がみられる[2]．上半規管裂隙症候群は，CT による画像診断では over estimation が生じやすいので病態の確診に VEMP は有用である（図 6）．

HIT

1．概　説

　一側の前庭機能障害が評価できる簡便な回転検査の 1 つである[19]．従来，回転検査は両側半規管の同時刺激となることから患側の決定には不向きであるとされてきたが，HIT では素早い回転刺激を加えることでそれを可能とした[20]．HIT は，日常の外来診療における一連の眼振検査に引き続き

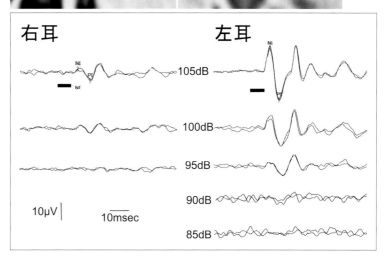

図 6.
上半規管裂隙症候群

a：側頭骨 CT では，左右ともに上半規管と中頭蓋底の間に骨欠損があるようにみえる（矢印）

b：各種音圧（dBnHL）におけるoVEMP を示す．左耳は著しい振幅の増大と閾値の低下がみられるが，右耳は正常範囲である．この症例では，上半規管裂隙は左耳には存在するが，右耳については存在しないものと考えられる

実施できる．

2．検査法と判定法

検査時には検者は患者の対面に位置し，検者の鼻根部を注視させる．患者の側頭部を両手で把持し，頭部を素早く左右無作為に 10° 程度回転させる．その際の眼球運動を目視で観察する（図 7）．外側半規管機能が正常であれば，前庭動眼反射により眼球は常に正面（検者側）を向いたままである．一側半規管機能の低下がある場合，健側向きへの回転では正常と同様の反応を示すが，患側向きへの回転時には眼球が一瞬回転方向に動き，その後正面（検者側）に戻る動きが観察される（catchup saccade；CUS）．CUS が存在した場合，その側の半規管機能低下があると判断される．カロリックテストの CP に対する感度は 35%，特異度は 95%[21]とされる．頸部疾患，椎骨動脈解離によると思われる症例には禁忌となるので注意が必要である．

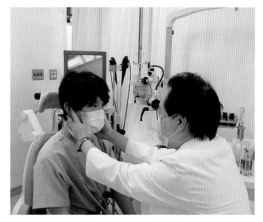

図 7．HIT の測定法
患者に検者の鼻根部を注視させ，患者の側頭部を両手で把持して，頭部を素早く左右無作為に 10° 程度回転させる．その際の眼球運動を観察する

3．臨床応用

1）簡便な半規管機能検査として

特別な装置を必要とせず簡便に半規管機能を評価できるので，外来において急性前庭障害の診

断，経過の追跡に有用と考えられる．

2）中枢性めまいの鑑別診断として

急性発症の中枢性めまいでは末梢前庭性めまいと異なりHITが正常であり，急性めまいにおいて末梢性と中枢性の鑑別に応用でき，救急医学領域で注目を浴びている[22]．特に，HINTSは，急性めまいにおける中枢性障害の診断に重要とされるキーワードである．すなわち，HINTSとは，HIT，Nystagmus（ここでは中枢障害を示唆する両注視方向性眼振），Test of skew deviation（斜偏位：一側眼は上外斜位，他側眼は下内斜位となること）であり，いずれかが陽性であれば感度100%，特異度96%で中枢性障害を診断できるとしている[23]．めまいのプライマリーケアにかかわる耳鼻咽喉科医も当然知っておく必要がある．

vHIT

1．概　説

vHIT（video head impulse test）は，眼球運動記録用の高速度カメラと頭部運動記録用のジャイロセンサーを用い，HITを客観化かつ定量化したものである[24]．HITにおいて前庭動眼反射にCUSが重なった場合，CUSを正しく認識できないことがある．しかし，vHITでは，眼球運動の記録解析により正しく認識できる．そのためvHITのカロリックテストのCPに対する感度は78%，特異度は95%となり，HITと比較して感度が著しく向上した[25]．ただし，カロリックテストの刺激周波数がおよそ2Hzであるのに対し，vHITではおよそ0.003Hzとより高周波における刺激であり，両検査法ともに前庭動眼反射を検出する検査であるものの，まったく同じ反応をみているのではない．vHITの重要な特徴の1つとして，頭部を垂直半規管の平面で回転させることで，垂直半規管（前半規管と後半規管）の機能検査となることが挙げられる[26]．

2．検査法

検査時は，患者に専用のゴーグルを装着し前方の指標を注視させる．検者は患者の背部に位置し，患者の頭部を両手で把持し，数回〜20回程度小振幅（約10°），無作為かつ受動的にすばやく回転させ，頭部の回転と眼球運動を記録する（図8）．vHITでは，機器の装着，眼球運動の校正など，HITに比べると手技は煩雑となる．それでも，水平半規管に限れば数分で，垂直半規管を含めても10分以内で実施でき，外来診療の合間に行うことができる[26]．なお，HITと同様に頸部疾患，椎骨動脈解離例などには禁忌である．

3．判定法

vHITの結果は頭部回転時の眼球運動の記録波形より，VORゲインとCUSの存在で評価する．VORゲインの正常値は，外側半規管では0.8以上，垂直半規管では0.7以上であり，それを下回る場合に異常と判断する．また，CUSの存在も半規管機能低下と判断する指標となる．

4．臨床応用

1）前庭性疾患に対するカロリックテストの代替

一側前庭機能障害例においてvHITの異常は，カロリックテストにおけるCPとほぼ同等の意義を持つと考えてよい．また，自発眼振があっても記録できる．そのために，前庭神経炎患者の診断において，初診時に直ちに前庭機能を評価することができる（ただし，めまい平衡医学会による前庭神経炎の診断基準にはカロリックテストでのCPが含まれており，vHITのみで前庭神経炎と診断できるわけではない）（図9）．注意すべき点としては，メニエール病においては，カロリックテストでCPを認めてもvHITで正常を示すことが少なくない[27]．

2）中耳・外耳疾患，炎症耳に対する半規管機能検査

カロリックテストと異なり外耳道への液体の注入を必要とせず，慢性中耳炎や真珠性中耳炎などの鼓膜穿孔を有する炎症耳の半規管機能検査として躊躇なく実施できる．また，外耳道閉鎖症に対しても実施できる[26]．

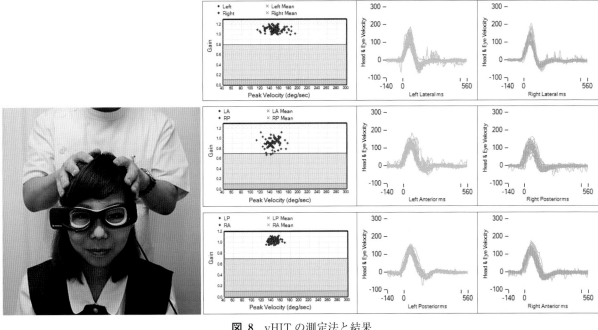

図 8．vHIT の測定法と結果

患者に専用のゴーグルを装着し，前方の指標を注視させる．検者は患者の背部より患者の頭部を両手で把持し，小振幅（約 10°）で左右無作為に回転させる．頭部の回転と眼球運動は，自動的に記録解析される．検査時に手がゴーグルに触れぬように注意する
（文献 20 より改変）

図 9．
左前庭神経炎の vHIT
左回転時には VOR ゲインの低下
（矢頭）と CUS（矢印）がみられ，
左半規管機能低下と判断する
（文献 20 より改変）

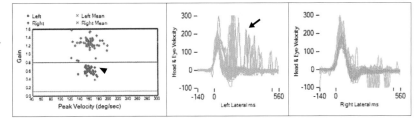

3）垂直半規管の機能検査

中耳真珠腫による垂直半規管瘻孔における機能評価に応用できる．現在，垂直半規管に限局した病変をもつ疾患は知られていないが，今後 vHIT によりそのような病態が明らかとなってくる可能性がある．

参考文献

1) Colebatch JG, Halmagyi GM： Vestibular evoked potentials in human neck muscles before and After unilateral vestibular deafferentation. Neurology, **42**：1635-1636, 1992.

2) Murofushi T：Clinical application of vestibular evoked myogenic potential(VEMP). Auris Nasus Larynx, **43**：367-376, 2016.

3) Papathanasiou ES, Murofushi T, Akin FW, et al：International guidelines for the clinical application of cervical vestibular evoked myogenic potentials：An expert consensus report. Clinical Neurophysiology, **125**：658-666, 2014.
Summary cVEMP の実施に関する国際ガイドラインである．単なるガイドラインというよりも，報告時点までの知見の習得に役立つ．

4) 室伏利久，小宮山櫻子，千原康裕ほか：cVEMP の臨床応用に関する国際ガイドラインについて．Equilibrium Res, **73**：485-495, 2014.
Summary 上記国際ガイドラインの日本語要約である．cVEMP に関する基本的知識の習得に役立つ．

5) Seo T, Miyamoto A, Node M, et al：Vestibular evoked myogenic potentials of undiagnosed dizziness. Auris Nasus Larynx, **35**：27-30, 2008.
Summary 原因不明のめまいの中に，球形嚢障害によるものが存在し，それらは垂直方向へ

の動きをもつことを初めて報告した.

6) Murofushi T, Komiyama S, Hayashi Y, et al：Frequency preference in cervical vestibular evoked myogenic potential of idiopathic otolithic vertigo patients. Does it reflect otolithic endolymphatic hydrops? Acta Otolaryngol, **135**：995-999, 2015.

7) Murofushi T, Matsuzaki M, Mizuno M：Vestibular evoked myogenic potentials in patients with acoustic neuromas. Arch Otolaryngol Head Neck Surg, **124**：509-512, 1998.

8) 瀬尾　徹：VEMP の診断的価値. Equilibrium Res, **76**：219-224, 2017.

9) Murofushi T, Halmagyi GM, Yavor RA, et al：Absent vestibular evoked myogenic potentials in vestibular neurolabyrinthitis. An indicator of inferior vestibular nerve involvement? Arch Otolaryngol Head Neck Surg, **122**：845-848, 1996.

10) Halmagy GM, AW ST, Karberg M, et al：Inferior vestibular neuritis. Ann N Y Acad Sci, **956**：306-313, 2002.

11) 白石　功, 瀬尾　徹, 小林孝光ほか：cVEMP と vHIT で診断された下前庭神経炎例. 耳鼻臨床, **109**：833-837, 2016.

12) Seo T, Node M, Yukimasa A, et al：Furosemide Loading Vestibular Evoked Myogenic Potential for Unilateral Ménière's Disease. Otol Neurotol, **24**：283-288, 2003.

13) Shojaku H, Takemori S, Kobayashi K, et al：Clinical usefulness of glycerol vestibular-evoked myogenic potentials： preliminary report. Acta Otolaryngol Suppl, **545**：65-68, 2001.

14) Murofushi T, Matsuzaki M, Takegoshi H：Glycerol affects vestibular evoked myogenic potentials in Meniere's disease. Auris Nasus Larynx, **28**：205-208, 2001.

15) Seo T, Shiraishi K, Kobayashi T, et al：Revision of a furosemide loading vestibular evoked myogenic potential protocol for detecting endolymphatic hydrops. Acta Otolaryngol, **137**：1244-1248, 2017.

16) Seo T, Saka N, Sakagami M：Furosemide-loading vestibular evoked myogenic potential testing can suggest developing bilateral involvement of unilateral Meniere's disease. Acta Otolaryngol, **132**：632-636, 2012.

17) Node M, Seo T, Miyamoto A, et al：Frequency dynamics shift of vestibular evoked myogenic potentials in patients with endolymphatic hydrops. Otol Neurotol, **26**：1208-1213, 2005.

18) Murofushi T, Tsubota M, Suizu R, et al：Is Alteration of Tuning Property in Cervical Vestibular-Evoked Myogenic Potential Specific for Ménière's Disease? Front Neurol, 10.3389/fneur. 2017.00193, 2017.

19) Halmagyi GM, Curthoys IS：A clinical sign of canal paresis. Arch Neurol, **45**：737-739, 1988. Summary HIT に関する最初の報告である. 衝動的な回転検査で半規管機能の患側を決定できる理由の生理学的な説明は一読の価値がある.

20) 瀬尾　徹：フロセミド負荷 VEMP と vHIT. Equilibrium Res, **77**：280-287, 2018.

21) Harvey SA, Wood DJ, Feroah TR：Relationship of the head impulse test and head-shaking nystagmus in reference to caloric testing. Am J Otology, **18**：207-213, 1997.

22) Newman-Toker DE, Kattah JC, Alvernia JE, et al： Normal head impulse test differentiates acute cerebellar strokes from vestibular neuritis. Neurology, **70**：2378-2385, 2008.

23) Kattah JC, Talkad AV, Wang DZ, et al：HINTS to diagnose stroke in the acute vestibular syndrome Three-step bedside oculomotor examination more sensitive than early MRI diffusion-weighted imaging. Stroke, **40**：3504-3510, 2009.

24) Weber KP, MacDougall HG, Halmagyi GM, et al： Impulsive testing of semicircular-canal function using video-oculography. Ann N Y Acad Sci, **1164**：486-491, 2009.

25) McCaslin DL, Jacobson GP, Bennett ML, et al： Predictive properties of the video head impulse test： measures of caloric symmetry and self-report dizziness handicap. Ear and Hearing, **35**：e185-e191, 2014.

26) 新藤　晋：vHIT（video Head Impulse Test）の診断的価値. Equilibrium Res, **76**：212-218, 2017.

27) Park HJ, Migliaccio AA, Della Santina CC, et al：Search-coil head-thrust and caloric tests in Ménière's disease. Acta Otolaryngol, **125**：852-857, 2005.

MB ENT, 256：23-30, 2021

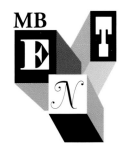

◆特集・めまい・ふらつき―QOL 向上をめざした診療―

めまい・ふらつきを生じる前庭疾患

北原　糺*

Abstract　良性発作性頭位めまい症は頭部運動時に剥離した耳石が半規管に迷入することで一過性に回転性めまいが生じ，メニエール病は内リンパ水腫により回転性めまいとともに難聴，耳鳴が繰り返し生じる．前庭神経炎およびめまいを伴う突発性難聴は数日間の臥床を余儀なくされる回転性めまい発作が生じるが，前者は主として前庭神経 1 次求心性ニューロンのウイルス性障害，後者はコルチ器を含めた内耳血管性病変と推察されている．これらの疾患の病態を考える際，疾患のメイン・イベントである回転性めまい発作のみにとらわれてはならない．治療により回転性めまい発作は消失しても，発作により生じた半規管麻痺が大きければ，執拗に持続する誘発性の眼振や浮動感に悩まされる．各種平衡機能検査の実施は，めまい疾患の前庭系における障害部位，程度，経過を把握するために重要である．

Key words　耳石器(otolith organ)，三半規管(semicircular canal)，前庭神経(vestibular neuron)，内リンパ水腫(endolymphatic hydrops)，前庭代償(vestibular compensation)

はじめに

　施設のめまい外来を訪れる患者の疾患分布は，大学病院，市中病院，救急指定病院，開業医など施設の性質や，都市と地域，オフィス街と住宅街など施設の立地条件などに左右されることを理解しておく必要がある[1)2)]．当大学附属病院・めまい外来では，2004 年 4 月〜2007 年 3 月までの 3 年間に初診で訪れた患者数は 1,220 例であった．内訳は良性発作性頭位めまい症(BPPV)508 例41.6%，メニエール病(遅発性内リンパ水腫を含む)395 例32.4%，前庭神経炎 43 例 3.5%，めまいを伴う突発性難聴 18 例 1.5%，聴神経腫瘍 7 例 0.6%．その他，外リンパ瘻，脳脊髄圧減少症，前庭水管拡大症，上半規管裂隙症候群(SSCD)，神経血管圧迫症候群，小脳梗塞などである．これらの疾患から生じるめまい症状は患者により千差万別であり，同じ病態生理に基づく疾患でも異なり，異なる病態生理に基づく疾患でも類似する場合がある

ので注意を要する．したがって，耳鼻咽喉科において施行される平衡機能検査を含む神経耳科学的検査，画像検査により，適切に鑑別診断する必要がある．

　本稿では，代表的なめまい平衡障害を呈する疾患に関する病態生理について，総論的に解説する．

良性発作性頭位めまい症

　良性発作性頭位めまい症(BPPV)は末梢性めまい疾患の中で，もっとも頻度の高い疾患である．その病態は主として，クプラ結石症と半規管結石症が考えられている(図 1)．

　Schuknecht は 1969 年に，BPPV の病態は後半規管膨大部に卵形嚢耳石が付着するクプラ結石説を提唱した[3)]．後半規管膨大部が耳石付着により重力感受性を持ち，患側下頭位変換により一過性の回転性めまいと後半規管由来の回旋性眼振が発現する．一方，Hall らは 1979 年に，BPPV の病態は後半規管内に浮遊する小片によるものとする管

＊ Kitahara Tadashi, 〒 634-8522 奈良県橿原市四条町 840　奈良県立医科大学耳鼻咽喉・頭頸部外科学，教授

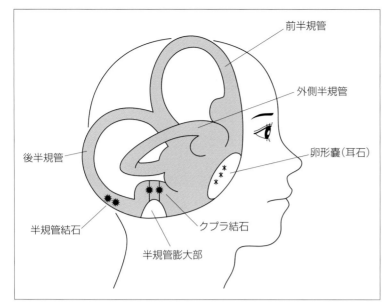

図 1.
良性発作性頭位めまい症（BPPV）の病態模式図
三半規管および卵形嚢の位置関係と、病態としての後半規管のクプラ結石症および半規管結石症を示す

前半規管

外側半規管

卵形嚢（耳石）

後半規管

半規管結石

クプラ結石

半規管膨大部

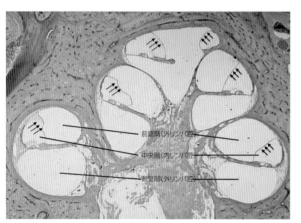

前庭階（外リンパ腔）
中央階（内リンパ腔）
鼓室階（外リンパ腔）

図 2. メニエール病側頭骨剖検例（山川例）
内リンパ液に満たされた中央階は、外リンパ液に満たされた前庭階および鼓室階に囲まれている。メニエール病患者では、矢印のごとく内リンパ腔が拡大し内リンパ水腫像を呈する。今後、画像診断の解像度が飛躍的に進歩すれば、この剖検例に匹敵する内リンパ水腫の描出が可能になるであろう

内結石説を提唱した[4]。この説をもとに Epley は 1992 年に、根治的耳石置換を目的とした頭位変換による理学療法（Epley 法）を施行し効果を上げた[5]。

クプラ結石症および半規管結石症はどの半規管にも起こり得るが、もっとも頻度が高いのは立位でもっとも低い位置にある後半規管、続いて外側半規管である。外側半規管性の場合、後半規管性より頭位眼振の潜時は短く、持続時間は長く、疲労現象は少ない。外側半規管由来の頭位眼振は、クプラ結石では方向交代性上行性、半規管結石では方向交代性下行性の水平眼振が発現する。左右の外側半規管はほぼ同一平面内に存在するため、患側を判断するのが困難な場合がある。

BPPV 患者では前庭誘発筋電位検査（VEMP）による球形嚢耳石器機能障害は認められず、偏中心性回転刺激検査（eccentric VOR）による卵形嚢耳石機能障害が報告されていることから、剥離結石は主として卵形嚢由来と考えられる[6]。ほとんどが特発性の BPPV であるが、頭部外傷、内耳炎、メニエール病の既往のあるものも少なからず存在し、それらは治療抵抗性、再発性の場合が多い。

メニエール病

内耳を満たす内リンパ液は、主として血管条で産生され内リンパ嚢で吸収される。メニエール病は、何らかの原因で内リンパ液が産生過剰になるか吸収不良になることで生じる内リンパ水腫を病態とする疾患である[7][8]（図 2、3-①）。この内リンパ水腫の破綻により、内耳有毛細胞が障害を受け、難聴、耳鳴とともに数時間におよぶ回転性めまいを生じると考えられている[9]。発作直後には半規管刺激による患側向き水平回旋混合性自発眼振、寛解期には半規管麻痺による健側向き水平回旋混合性自発眼振を生じる。発症初期の難聴は低

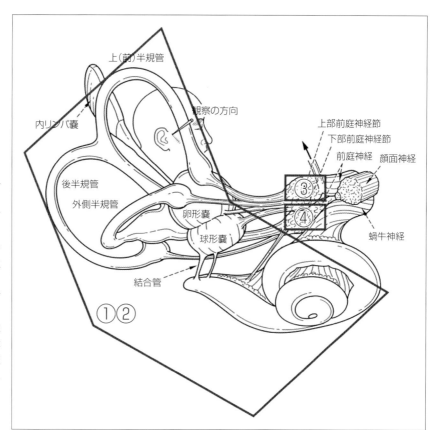

図 3.
内耳構造の模式図および各疾患における障害部位
① メニエール病は蝸牛，前庭を含む内耳の特発性内リンパ水腫と考えられ，② めまいを伴う突発性難聴は主として内耳の血管性病変と考えられている．これに対して ③ 前庭神経炎は主として上前庭神経1次求心性ニューロンのウイルス性障害と考えられ，④ 聴神経腫瘍は主として下前庭神経に発生する神経鞘腫と考えられている

音障害型感音難聴で可逆性であるが，罹病期間の長期化によりしだいに不可逆的な高度感音難聴へと進行する．

　メニエール病の原因は未だ不明であるが，昭和40年代より厚生省(当時)メニエール病調査研究班では，メニエール病は国際的にみても先進国に有病率が高いとし，"Menierization is civilization" と称し，メニエール病とストレスとの強い関連性を指摘してきた[10]．平成に入り，メニエール病とストレスを関連付ける具体的な因子として，視床下部-下垂体後葉から分泌されるストレス・ホルモンである抗利尿ホルモンに関する研究が進められた．抗利尿ホルモンは，腎臓では尿を再吸収して尿量を減少させ体内に水を貯留させるのに対して，内耳では内リンパ液を貯留，すなわち内リンパ水腫を生じさせるという仮説である．実際にメニエール病患者では，抗利尿ホルモンの血中濃度が対照群に比して有意に高いことが示された[11]．しかし，この抗利尿ホルモン仮説では，ホルモンが両耳に均等に影響するにもかかわらず

メニエール病の7~8割が一側性であることを説明できない．また，ストレスの非常に多い生活環境下の人が，必ずしもメニエール病を発症するとは限らない．最近，我々は内リンパ嚢手術時に採取したメニエール病内リンパ嚢組織において，抗利尿ホルモンの受け手側であるV2受容体遺伝子が過剰発現していることを見出した[12]．V2受容体遺伝子の過剰発現した内耳に，ストレス負荷で上昇した抗利尿ホルモンが作用し，内リンパ水腫をきたす可能性が示唆された．

　内リンパ水腫の直接的描出には今後の画像検査の進歩が待たれるが，現時点ではMRI所見でライスネル膜などの観察は困難である．最近，ガドリニウム中耳腔内投与，静脈内投与による外リンパ腔造影により，内リンパ水腫を間接的に観察できるとの報告がある[13]．神経耳科学的検査による間接的内リンパ水腫検出検査としては，利尿剤投与前後の聴力を比較するグリセオール・テスト，温度眼振反応を比較するフロセミド・テスト，それ以外には蝸電図検査がある．

前庭神経炎

前庭神経炎は Dix と Hallpike により 1952 年に初めて提唱された疾患概念で，回転性めまいのみで蝸牛症状や他の脳神経症状を伴わず，症状が反復しない疾患とされた[14]．その特徴的な臨床像として上気道感染の先行例が多く，回転性めまい発作は数日間，発作時に観察される健側向き自発眼振は数週間持続することも少なくない．上前庭神経機能を表す温度刺激眼振検査，後迷路電気刺激検査の反応性が一側性に高度低下をきたし，下前庭神経機能を表す VEMP の反応性が正常の場合が多いことから，その病変は上前庭神経 1 次求心性ニューロンのウイルス性障害によるものと推察されている[15]（図 3-③）．

前庭神経炎とウイルスとの関係は，1981 年に Schuknecht らがヒト側頭骨剖検例より，前庭神経炎患者の上前庭神経，膨大部神経それに引き続く前庭感覚上皮の退行変性はウイルス性病変の特徴を呈していると報告した[16]．1993 年には Furuta らがヒト剖検例の前庭神経節から，実際に PCR 法による単純ヘルペス I 型 DNA の検出を報告した[17]．これらの報告を中心として，前庭神経炎も三叉神経節や顔面神経節など他の脳神経節と同様，前庭神経節に対する単純ヘルペス I 型の不顕性感染後の再活性化であろうと考えられるようになった．動物実験でも単純ヘルペス I 型の経耳介感染により，一部のマウスの前庭神経節に退行変性が認められ前庭機能障害をきたすことが証明された[18]．血清学的な検討では単純ヘルペスウイルス以外にも，ムンプスウイルス，帯状疱疹ウイルス，風疹ウイルス，インフルエンザウイルスに由来する可能性も示唆されている．

めまいを伴う突発性難聴

めまいを伴う突発性難聴は，回転性めまいと蝸牛症状の随伴のみで，他の脳神経症状を伴わず，症状が反復しない疾患である．本疾患は蝸牛系と前庭系，双方の障害という範囲の広さから，一般

にめまいを伴わない突発性難聴に比べて聴力予後は悪いと考えられている．半規管機能低下の予後についても，前庭系に限局した障害疾患と考えられる前庭神経炎のそれに比べて回復率は不良と考えられている[19]．

めまいを伴う突発性難聴の障害部位について，1986 年に Schuknecht らはヒト剖検例より，コルチ器を含む内耳を中心とした内耳炎の所見を報告した[20]．我々は神経耳科学的検査所見より，めまいを伴う突発性難聴の聴力予後と前庭障害予後の有意な相関について報告した[19]．Shinohara らは画像検査上，突発性難聴症例の造影 MRI で蝸牛神経ではなく内耳の造影所見が得られた[21]．以上の所見より，めまいを伴う突発性難聴は主として蝸牛や前庭の 1 次求心性ニューロンの障害ではなく，コルチ器および前庭を含めた内耳障害であろうと推察されている（図 3-②）．

めまいを伴う突発性難聴の障害原因について，最近 MRI 画像所見で内耳出血を呈する症例が報告され，前述の前庭神経炎のウイルス性とは異なり，主として血管性病変と推察されている[22]．

聴神経腫瘍

聴神経腫瘍は内耳道内の第 8 脳神経，神経鞘より発生する良性の神経鞘腫である．通常腫瘍は下前庭神経由来が多いが，腫瘍増大速度が緩徐であるため中枢前庭代償が働き，めまい症状の訴えは比較的少ない（図 3-④）．むしろ，蝸牛神経が内耳道内で前庭神経鞘腫により圧迫されるため，耳鳴，難聴の訴えが多い．また，腫瘍内出血や浮腫により突発性難聴様の急性の発症形式を取る場合や，メニエール病様の反復性めまい難聴発作を呈する場合もあり鑑別に注意を要する．神経耳科学的検査および画像検査により確定診断を下す．上前庭神経由来の腫瘍は上前庭神経機能を表す温度刺激検査の異常検出率が高くなり，下前庭神経由来の腫瘍は下前庭神経機能を表す VEMP の異常検出率が高くなると考えられる[23]．MRI 画像検査の解像度の日進月歩により，画像で内耳道内に小

腫瘍が見つかった段階での神経耳科学的検査の異常検出率は低くなり，治療に関して定期的な経過観察で良い症例は多くなるであろう．

外リンパ瘻

鼻かみによる急激な鼓室圧変化やいきみによる急激な髄液圧上昇により内耳窓が破裂し，外リンパが漏出することでめまい，難聴を生じる疾患である．外リンパ減少による相対的な内リンパ水腫として，続発的にメニエール病様の反復性めまい難聴症状を呈する症例も報告されており，外リンパ瘻とメニエール病の鑑別には苦慮することがある[24]．発症にかかわる具体的なエピソードが明らかでない場合も多く，先述のめまいを伴う突発性難聴として扱われている症例も多いと考えられている．エピソードが明らかな場合でも，現時点での確定診断の方法は，局所麻酔下に行われる鼓室試験開放による術中の肉眼的外リンパ漏出確認のみである．最近，本疾患確定診断の可能性として，鼓室内に漏出した外リンパ液特異的蛋白を鼓膜小切開による採取で確認し得るとの報告がある[25]．

前庭水管拡大症

前庭水管から内リンパ嚢にかけての著明な拡大を特徴とする疾患で，遺伝子座 DFNB4 の PDS 遺伝子異常による常染色体劣性遺伝であることがわかっている[26]．側頭骨 CT にて前庭水管骨迷路の拡大，MRI の T2 強調像にて前庭水管膜迷路の拡大を確認する．本疾患は前庭窓，正円窓とともに拡大した前庭水管が第 3 の内耳窓として働くため，聴力正常あるいは難聴初期の純音聴力図が低周波数領域の伝音成分の閾値上昇，骨導成分の閾値低下により，見かけ上の気骨導差を呈することがあるので注意を要する[27]．一般に小児期に難聴を発症し，めまいを伴いながら徐々に高度難聴へ進行する．急性感音難聴発症時には突発性難聴に準じた治療を施行するが，症状コントロールの困難な場合が多い．

上半規管裂隙症候群

上半規管裂隙症候群(SSCD)は 1998 年に Minor らが初めて報告した疾患概念であり，Minor 症候群とも呼ばれる[28]．薄スライスの頭部 CT にて，上半規管上部が骨欠損により中頭蓋窩に突出している像が確認される．剖検例 1,000 例の検討では，上半規管骨欠損例は約 0.5%，骨の菲薄化を認めた症例は約 1.4% とされており，SSCD は発症予備軍を含めて考えるとそれほど珍しい疾患ではない[29]．半規管腔が髄液腔に接しているため，騒音や頭蓋内圧上昇により，浮動感の自覚とともに上半規管由来の上眼瞼向き垂直性眼振が認められる．

前庭代償遅延

末梢性めまい疾患の病態を考える際，疾患のメイン・イベントといえる回転性めまい発作だけにとらわれてはならない．治療により回転性めまい発作は消失しても，発作により生じた半規管麻痺が大きければ，その後も執拗に持続する誘発性の眼振や浮動感に悩まされる症例も少なくない．

頭部・身体の動きに応じた平衡適応現象は動的前庭代償と呼ばれ，一定の急性期治療により半規管麻痺が回復しなかった末梢性めまい疾患患者の日常生活障害度を左右する重要な過程である．最近，我々はこの動的前庭代償の予後を，末梢性めまい疾患別に検討し報告した[30]．半規管麻痺がある時期固定する前庭神経炎およびめまいを伴う突発性難聴は動的前庭代償が進みやすく，半規管麻痺が日々変動するメニエール病，聴神経腫瘍は動的前庭代償が進みにくいことが明らかとなった．さらに，内耳に病変を持つめまいを伴う突発性難聴およびメニエール病は，前庭神経 1 次求心性ニューロンに病変を持つ前庭神経炎および聴神経腫瘍より，それぞれ動的前庭代償は速やかに進むことがわかった(図3, 4)．半規管麻痺が軽度であれば動的前庭代償が速やかに進むことから，急性期に半規管麻痺を軽減させるようなステロイドの全身投与は，可能な限り積極的に行うべきであろ

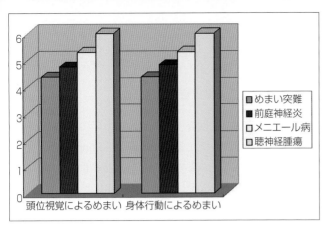

図4. 疾患別めまいによる日常生活障害度アンケート結果
めまいによる日常生活障害度アンケートの中で,「めまいを増悪させる頭位視覚因子」および「めまいを増悪させる身体行動因子」は, 動的前庭代償の完成度を表す患者の主観的な簡易指標として有用である. いずれの因子も, めまいを伴う突発性難聴(めまい突難), 前庭神経炎, メニエール病, 聴神経腫瘍の順に点数(障害度)が有意に上昇した. 半規管麻痺がある時期固定するめまい突難, 前庭神経炎は動的前庭代償が進みやすく, 半規管麻痺が日々変動するメニエール病, 聴神経腫瘍は動的前庭代償が進みにくい. 内耳に病変を持つめまい突難およびメニエール病は, 前庭神経1次求心性ニューロンに病変を持つ前庭神経炎および聴神経腫瘍より, それぞれ動的前庭代償は速やかに進む. 縦軸は点数(障害度)
(文献30より改変)

表1. 半規管麻痺(CP)の程度別頭振後眼振検出率
めまいを伴う突発性難聴(めまい突難)および前庭神経炎ではいずれも軽度CP群は高度CP群より有意に頭振後眼振検出率の値が低かった. 頭振後眼振は動的前庭代償完成度を表す客観的な簡易指標として有用であり, 末梢性めまい疾患は半規管麻痺が軽度であるほうが速やかに動的前庭代償が進むと結論される

	高度CP群 (CP≧45%)	軽度CP群 (25%≦CP<45%)	χ2乗検定
めまい突難 n=25	8/15:53.3%	0/10:0.0%	p=0.027 <0.05
前庭神経炎 n=34	12/15:80.0%	3/19:15.8%	p=0.002 <0.005
メニエール病 n=28	4/10:40.0%	7/18:38.9%	N.S.
聴神経腫瘍 n=14	5/8:62.5%	5/6:83.3%	N.S.

(文献30より改変)

う(表1).
　動的前庭代償を評価する平衡機能検査法として, 簡易には頭位変換眼振や頭振後眼振である程度の評価は可能であるが, 詳細な検討となると回転検査による経過観察が望ましい.

おわりに

　当大学附属病院・めまい外来を訪れためまい疾患の病態生理を, 頻度別, 総論的に紹介した. 神経耳科学的検査は画像診断と相補的に施行され, めまい疾患の鑑別診断, 障害部位, 程度, 経過を把握するうえで重要である.
　前庭神経炎にしてもめまいを伴う突発性難聴にしても, 結果としてめまいや難聴が生じることは明らかであるが, その原因は一部の症例を除いて推測するより仕方がないのが現状である. したがって, 前庭神経炎の中にはウイルス性のもの以外に血管性, 内リンパ水腫によるものが混在して

いるであろうし, めまいを伴う突発性難聴の中には血管性のもの以外にウイルス性, 内リンパ水腫, 内耳窓破裂によるものが混在しているであろう. 今後さらに神経耳科学的検査, 画像検査が進歩することで, 同じ障害原因ごとに細かく診断名を振り分けることができ, 障害原因に応じた適切な治療が可能になるであろう.

文　献

1) 宇野敦彦, 長井美樹, 坂田義治ほか：市中病院耳鼻咽喉科における最近のめまい疾患統計. 日耳鼻会報, **104**：1119-1125, 2001.
2) 小林　謙, 五十嵐岳史：耳鼻咽喉科診療所におけるめまい診療の実際. Equilibrium Res, **67**：141-145, 2008.
3) Schuknecht HF：Cupulolithiasis. Arch Otolaryngol, **90**：765-778, 1969.
4) Hall SF, Ruby RR, McClure JA：The mechanics of benign paroxysmal vertigo. J Otolaryngol, **8**：151-158, 1979.
5) Epley JM：The canalithrepositioning procedure：for treatment of benign paroxysmal vertigo. Otolaryngol Head Neck Surg, **107**：399-404, 1992.
Summary　エプリー法と呼ばれる半規管内浮遊耳石置換法が, 良性発作性頭位めまい症のめまい症状を速やかに改善させると報告した論文. その際に観察される眼振所見から, 管内耳石という病態が具体的に示された.

6) 武田憲昭, 肥塚　泉, 西池季隆ほか：良性発作性頭位めまい症の臨床的検討と耳石器機能. 日耳鼻会報, **100**：449-456, 1997.

7) Yamakawa K：The pathology of a labyrinth with Meniere's disease. Jpn J Otol, **44**：2310-2312, 1938.

8) Hallpike CS, Cairns H：Observations on the pathology of Meniere's syndrome. J Laryngol, **53**：625-655, 1938.

9) Schuknecht HF：Pathophysiology of endolymphatic hydrops. Arch Otorhinolaryngol, **212**：253-262, 1976.

10) Watanabe I：Ménière's disease with special emphasis on epidemiology, diagnosis and prognosis-Review-. ORL J Otorhinolaryngol Relat Spec, **42**：20-45, 1980.

11) Takeda T, Kakigi A, Saito H：Antidiuretic hormone(ADH) and endolymphatic hydrops. Acta Otolaryngol Suppl, **519**：219-222, 1995.
   Summary ストレス曝露により視床下部-下垂体後葉から分泌される抗利尿ホルモンを介して, ストレスにより内リンパ水腫が発生し, メニエール病が発症するという仮説を提唱した論文. 内リンパ水腫疾患患者の血中抗利尿ホルモン値の上昇を指摘した.

12) Kitahara T, Doi K, Maekawa C, et al：Stress causes inner ear hydrops in patients with excessive stress hormone receptors in the inner ear. J Neuroendocrinol, **20**：1295-1300, 2008.

13) Nakashima T, Naganawa S, Sugiura M, et al：Visualization of endolymphatic hydrops in patients with Meniere's disease. Laryngoscope, **117**：415-420, 2007.

14) Dix MR, Hallpike CS：The pathology, symptomatology and diagnosis of certain common disorders of the vestibular system. Ann Otol Rhinol Laryngol, **61**：987-1016, 1952.

15) 水野正浩, 加藤晴弘, 島貫朋子ほか：前庭神経炎の臨床像と経過. Equilibrium Res, **67**：141-145, 2008.

16) Schuknecht HF, Kitamura K：Vestibular neuritis. Ann Otol Rhinol Laryngol, **90**：1-19, 1981.

17) Furuta Y, Takasu T, Fukuda S, et al：Latent herpes simplex virus type I in human vestibular ganglia. Acta Otolaryngol Suppl, **503**：85-89, 1993.

18) Hirata Y, Gyo K, Yanagihara N：Herpetic vestibular neuritis：an experimental study. Acta Otolaryngol Suppl, **519**：93-96, 1995.

19) Kitahara T, Takeda N, Nishiike S, et al：Prognosis of inner ear periphery and central vestibular plasticity in sudden deafness with vertigo. Ann Otol Rhinol Laryngol, **114**：786-791, 2005.

20) Schuknecht HF, Donovan ED：The pathology of idiopathic sudden sensorineural hearing loss. Arch Otolaryngol, **243**：1-15, 1986.

21) Shinohara S, Yamamoto E, Saiwai S, et al：Clinical features of sudden hearing loss associated with a high signal in the labyrinth on unenhanced T1-weighted magnetic resonance imaging. Eur Arch Otolaryngol, **257**：480-484, 2000.

22) Sugiura M, Naganawa S, Teranishi M, et al：Three-dimensional fluid-attenuated inversion recovery magnetic resonance imaging findings in patients with sudden sensorineural hearing loss. Laryngoscope, **116**：1451-1454, 2006.

23) Murofushi T, Matsuzaki M, Mizuno M：Vestibular evoked myogenic potentials in patients with acoustic neuromas. Arch Otolaryngol Head Neck Surg, **124**：509-512, 1998.

24) Fitzgerald DC：Perilymphatic fistula and Meniere's disease. Clinical series and literature review. Ann Otol Rhinol Laryngol, **110**：430-436, 2001.

25) Ikezono T, Shindo S, Li L, et al：Identification of a novel Cochlin isoform in the perilymph：insights to Cochlin function and the pathogenesis of DFNA9. Biochem Biophys Res Commun, **314**：440-446, 2004.

26) Abe S, Usami S, Hoover DM, et al：Fluctuating sensorineural hearing loss associated with enlarged vestibular aqueduct maps to 7q31, the region containing the Pendred gene. Am J Med Genet, **82**：322-328, 1999.

27) Merchant SN, Rosowski JJ：Conductive hearing loss caused by third-window lesions of the inner ear. Otol Neurotol, **29**：282-289, 2008.

28) Minor LB, Solomon D, Zinreich JS, et al：Sound- and/or pressure-induced vertigo due to bone dehiscence of the superior semicircular canal. Arch Otolaryngol Head Neck Surg, **124**：249-258, 1998.

29) Carey JP, Minor LB, Nager GT : Dehiscence or thinning of bone overlying the superior semi-circular canal in a temporal bone survey. Arch Otolaryngol Head Neck Surg, **126** : 137-147, 2000.

Summary 剖検例1,000例のランダム検討で, 上半規管の骨欠損を認めた症例は約0.5%, 骨の菲薄化を認めた症例は約1.4%であった.

30) 北原 糺, 堀井 新, 近藤千雅ほか：末梢性前庭疾患の残存前庭機能と動的前庭代償. 日耳鼻会報, **110** : 720-727, 2007.

Summary めまいを伴う突発性難聴(めまい突難), 前庭神経炎, メニエール病, 聴神経腫瘍の順にめまいによる日常生活障害度が有意に上昇したことから, 半規管麻痺が固定するめまい突難, 前庭神経炎は動的前庭代償が進みやすく, 半規管麻痺が日々変動するメニエール病, 聴神経腫瘍は動的前庭代償が進みにくい. 内耳に病変を持つめまい突難およびメニエール病は, 後迷路に病変を持つ前庭神経炎および聴神経腫瘍より, 動的前庭代償は速やかに進むと結論した.

MB ENT, 256：31-37, 2021

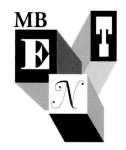

◆特集・めまい・ふらつき―QOL 向上をめざした診療―

めまい・ふらつきを生じる中枢疾患

城倉 健*

Abstract 中枢性めまいには,「めまい以外の神経症候を伴う」という特徴がある. 責任病変は脳幹か小脳にあることが多く, 随伴するめまい以外の神経症候から, ある程度病変部位を推測することができる. 病変が脳幹や小脳にあれば, 血管障害のみならず, 脱髄や炎症, 中毒, 腫瘍, 変性疾患など, 様々な疾患が原因になり得る. 実際に身体が動揺してしまうふらつきは, 平衡を維持するための感覚の異常(すなわちめまい)の他に, 平衡を維持するための運動機能の異常も原因となる. 特に, 麻痺や筋力低下として自覚されにくい小脳性や錐体外路性の運動機能の異常は, 注意して確認する必要がある.

Key words 中枢前庭障害(central vestibulopathy), 脳幹(brainstem), 小脳(cerebellum), 神経症候(neurological signs and symptoms), 錐体外路系(extrapyramidal system)

めまい・ふらつきとは

平衡感覚は, 前庭感覚, 視覚, 体性感覚(主として深部感覚)の3種類の感覚情報を脳内(中枢神経系)で統合することで得られており, めまいは, これらの感覚情報間のミスマッチや統合異常で生じる異常感覚である. したがって, 3種類の感覚情報のどれに異常があってもめまいをきたし得るが, 実際にはほとんどのめまいは前庭感覚情報の異常に起因する.

脳内で感覚情報の伝達経路が障害されたものが, 中枢性めまいである. 前庭感覚は, 内耳から脳幹の前庭神経核に伝えられ, 小脳による調整を受けつつ脳幹を上行し, 大脳に到達する. したがって, 中枢性めまいの責任病巣は, 脳幹や小脳に存在することが多い. 一方, 頻度は低いが, 視覚や体性感覚の中枢伝達経路の障害でもめまいをきたすことがある. 通常は, こうした感覚の伝達経路が障害されると, それぞれの固有の異常感覚(見えにくさやしびれなど)として知覚されるが,

視覚や体性感覚には反射性姿勢制御のみに利用されているものもあるため, 障害部位によっては, 見えにくさやしびれを自覚せず, 単にめまいとして知覚されるためである.

ふらつきは, めまいなどの平衡感覚の異常や, 平衡を維持するのに必要な運動機能の異常(筋力低下や運動失調など)により, 身体が実際に動揺してしまう症状である. ふらつきの原因となる運動機能の異常は, 麻痺として自覚されにくい小脳性(運動失調など)や錐体外路性(固縮や無動, 不随意運動など)が多い.

中枢性めまいの特徴

中枢神経系には, 前庭感覚の伝達経路とともに, 他の様々な運動や感覚の伝達経路が存在する. したがって, 中枢性めまいには,「めまい以外の神経症候を伴う」という特徴がある[1)2)]. この「めまい以外の神経症候」から, 中枢性めまいのおおよその病変部位も推測できる(表1).

めまいの診断には, 眼振の観察も重要である.

---

* Johkura Ken, 〒 235-0012 神奈川県横浜市磯子区滝頭 1-2-1　横浜市立脳卒中・神経脊椎センター, 副病院長

表 1. 中枢性めまいに伴うめまい以外の神経症候と病変部位

神経症候	めまいで受診した場合の主な責任病巣
眼球運動障害	中脳，橋
眼球偏倚（特に skew deviation）	延髄
Horner 症候群	延髄
眼振（特に注視誘発眼振）	小脳
構音障害	延髄，小脳
顔面麻痺	橋
上下肢麻痺	中脳，橋，延髄
感覚障害	視床，橋，延髄
肢節運動失調（小脳性協調運動障害）	小脳（上小脳動脈，前下小脳動脈領域）
体幹失調（小脳性平衡障害）	小脳（後下小脳動脈領域）

表 2. 中枢性めまいでしか出現しない眼振

眼振の種類		主な責任病巣
注視誘発眼振		小脳
純粋な垂直性眼振	上眼瞼向き	中脳，延髄
	下眼瞼向き	小脳
純粋な回旋性眼振		延髄

表 3. 末梢性めまいと類似する中枢性めまいの眼振

眼振の種類	主な責任病巣	類似する末梢性めまい
方向固定性水平性眼振（自発眼振）	延髄，小脳	前庭神経炎
方向交代性背地性眼振（頭位眼振）	小脳	外側半規管型クプラ結石症

表 4. 運動機能の異常によるふらつき

主な原疾患	特徴
小脳疾患（脊髄小脳変性症など）	構音障害，肢節運動失調，体幹失調
錐体外路疾患（パーキンソン病など）	振戦，筋強剛，無動（運動減少，筋緊張亢進）
錐体外路疾患（ハンチントン病など）	舞踏運動（運動過多，筋緊張低下）
大脳疾患（多発性脳梗塞，水頭症など）	歩行障害，認知症，尿失禁
末梢神経，筋疾患	下肢筋力低下

末梢性めまいは，眼振のみで診断できる場合も多いが，中枢性めまいにも，診断の決め手になる眼振が存在する（表2）．中枢性めまいの中には，末梢性めまいに類似する眼振がみられるものもある（表3）[3]．ただし，末梢性めまいと類似する眼振がみられても，「めまい以外の神経症候を伴う」という中枢性めまいの特徴は変わらない．

中枢性のふらつき

めまいはふらつきの原因となるため，視覚，前庭感覚，体性感覚の中枢伝導路の障害は，すべてふらつきをきたし得る．一方，下肢や体幹の運動の巧緻性や協調性が障害されてもふらつきの原因となる（表4）．下肢筋力低下もふらつきの原因となるが，顕著であれば通常は麻痺や脱力として自覚される．

各　論

1．脳血管障害

1）中脳の血管障害

中脳には，垂直性の眼球運動の脳幹中枢や動眼神経核が存在する．したがって，中脳の血管障害

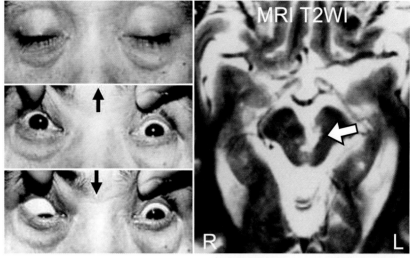

図 1.
中脳の梗塞による眼瞼下垂と垂直性眼球運動障害
めまいとともにものが見づらくなった57歳，男性．診察したところ両側眼瞼下垂，上方注視麻痺，左眼の下転障害を認めた．MRI（T2強調画像）で，左中脳に梗塞巣が確認できる

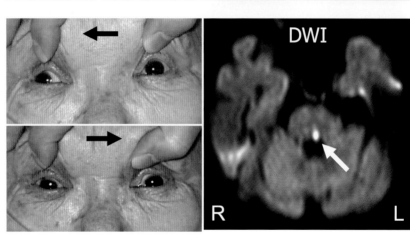

図 2.
橋の梗塞による水平性眼球運動障害
めまいと複視で来院した75歳，女性．左眼の内転障害と左方注視麻痺（one-and-a-half症候群）を認めた．MRI（拡散強調画像）を施行したところ，左傍正中橋被蓋部に梗塞を認めた

では，しばしば眼球運動障害をきたす．めまいやふらつきとともに，垂直（上下）方向を含む眼球運動障害や眼瞼下垂が急性発症した場合には，中脳の血管障害を念頭におくべきである（図1）．

2）橋の血管障害

橋の背側には，水平性の眼球運動の脳幹中枢や外転神経核が存在する．したがって，水平方向の眼球運動障害，特に一側注視麻痺や単眼の内転制限を認めた場合には，橋背側に病変が存在する可能性が高い（図2）．橋の腹側には運動神経の下行路（錐体路）があり，そのすぐ背側に感覚神経の上行路（内側毛帯）も存在するため，橋病変では，軽度の片麻痺や半身の感覚障害を伴うめまいが出現する場合もある．橋外側を灌流する前下小脳動脈（AICA）が閉塞した場合には，AICA が小脳や内耳（迷路動脈）にも血流を送っているため，めまいとともに患側の聴力障害，協調運動障害（肢節運

動失調），顔面麻痺をきたす（AICA症候群）．

3）延髄の血管障害

延髄外側には前庭神経核が存在するため，延髄外側の障害では高頻度にめまいをきたす．前庭神経核が直接障害された場合には，末梢前庭障害と同様の健側向き方向固定性眼振が出現する（図3）．周囲には，口腔や咽頭を支配する脳神経核（舌咽神経核や迷走神経核など）や感覚神経の上行路（外側脊髄視床路や内側毛帯など），交感神経の中枢路，小脳脚などが存在するため，構音・嚥下障害とともに，患側の顔面の温痛覚障害，上下肢の協調運動障害（肢節運動失調），Horner症候群（交感神経障害による縮瞳，瞼裂狭小，発汗障害），健側の頸部から下の温痛覚障害がみられることも多い（Wallenberg症候群）．一方，延髄内側の障害では，運動神経の下行路（錐体路や舌下神経髄内線維）の障害により，患側の舌運動障害と健側の片

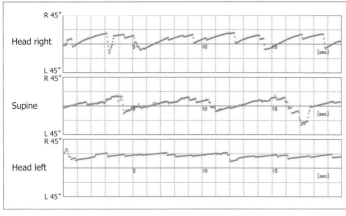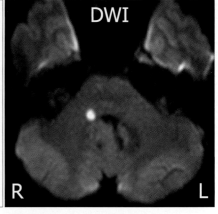

図 3. 前庭神経核(橋と延髄の移行部)の梗塞による健側向き方向固定性水平性眼振
めまい，吐気，右へのふらつきで来院した 54 歳，男性．ビデオ眼振図で頭位によらない左向き方向固定性
眼振が記録されている．MRI(拡散強調画像)では，右橋延髄移行部の前庭神経核の部位に梗塞を認めた

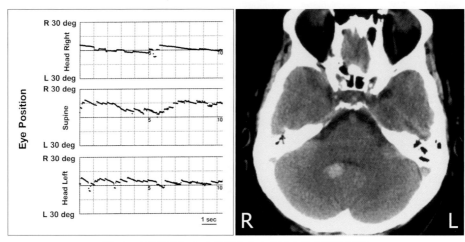

図 4. 小脳出血による患側向き方向固定性水平性眼振
めまい，吐気，ふらつきを主訴に来院した 56 歳，女性．ビデオ眼振図で頭位によらない
右向き方向固定性眼を認めたため，左前庭神経炎が疑われたが，起立・歩行障害(左への
truncal lateropulsion)が存在した．CT で右小脳に小出血を認めた

麻痺をきたす(Dejerine 症候群)．

4）小脳の血管障害

小脳の上部(上小脳動脈と前下小脳動脈の灌流領域)の障害では，めまいやふらつきとともに，構音障害や患側上下肢の協調運動障害(肢節運動失調)が出現する．一方，小脳の下部(後下小脳動脈の灌流領域)の障害では，構音障害や協調運動障害(肢節運動失調)は目立たず，起立・歩行障害(体幹失調)が唯一のめまい以外の神経症候になることが多い．また，小脳は前庭神経核を抑制しているため，障害されると前庭神経核が脱抑制され，末梢前庭障害と逆向きの患側向き眼振がみられることもある(図 4)．さらに小脳障害では，外側半

規管型クプラ結石症に類似する方向交代性背地性眼振がみられることもある[3]．

5）大脳の血管障害

大脳病変に由来する急性めまいが存在するかについては議論があるが，機能画像研究などから，いわゆる"前庭皮質"は，聴覚皮質に近い島皮質後部，縁上回，上・中側頭回などに存在すると推定されている．責任病巣かどうかの証明は別としても，前庭皮質と推測されている部位を含む領域の血管障害による急性めまいの症例報告は散見される．

2．脱髄性疾患や炎症性疾患

病変部位が脳幹や小脳にあれば，多発性硬化症

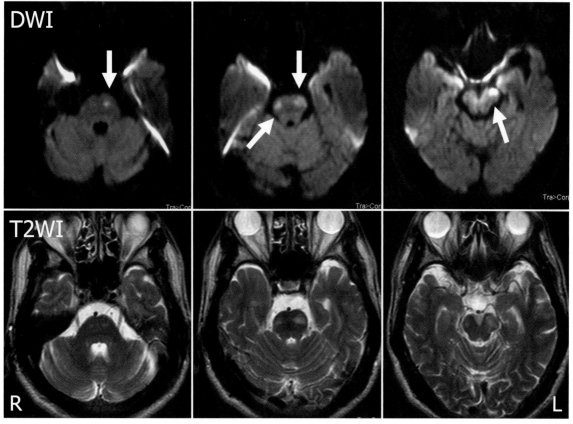

図 5. Behçet 病による脳幹脳炎
　発熱，めまい感，構音障害で来院した 59 歳，男性．ぶどう膜炎，口腔内アフタ性潰瘍，外陰部潰瘍，膝関節炎
の既往があり，脳脊髄液検査で細胞増多を認めた．MRI では脳幹に病変（白矢印）が多発していた（脳幹脳炎）

（MS）もめまいをきたす．脳血管障害よりは若年
層に多く，症状完成までの時間も脳血管障害より
は長い（亜急性）ことが多いが，病変の局在診断は
脳血管障害の場合と同様である．ちなみに MS に
よる核間性眼筋麻痺（内側縦束の障害による眼球
内転制限）はよく知られているが，本邦における
核間性眼筋麻痺の原因は，MS よりは脳梗塞のほ
うが多い．脳幹脳炎（図 5）や小脳炎も，めまいの
原因となる．

3．代謝性脳症や中毒性脳症

　ビタミン B_1（thiamine）欠乏が原因で発症する
Wernicke 脳症は，病変が中脳水道周囲，視床下
部，乳頭体，視床内側部に生じるため，病初期に
はめまいを訴えることがある．全方向性の眼球運
動障害を伴い，進行すれば意識障害をきたす（図
6）．抗てんかん薬であるフェニトインや抗菌薬で
あるメトロニダゾールは，過剰に投与すると小脳

が障害され，めまい，ふらつき，歩行障害をきたす．

4．変性疾患

　脊髄小脳変性症の多くは，慢性進行性のめまい
やふらつき，歩行障害の原因になる．小脳上部が
障害されるタイプが多いため，構音障害や四肢の
協調運動障害（肢節運動失調）が目立つ場合が多い
（図 7）．錐体外路系の障害が目立つパーキンソン
病およびその類縁疾患（進行性核上性麻痺や多系
統萎縮症など）も，ふらつきや歩行障害の原因と
なる．錐体外路系の障害では，パーキンソン病に
みられる筋強剛や無動などのように，運動量が減
少し，筋緊張が亢進する疾患の他に，ハンチント
ン病などのように，不随意運動により運動量が増
加し，筋緊張が低下する疾患も存在する．いずれ
も筋力低下は前景に立たないため，運動障害は麻
痺ではなく，ふらつきや歩行障害という症状にな
りやすい．

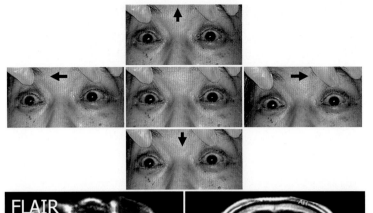

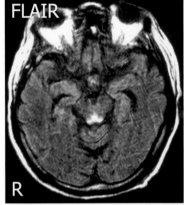
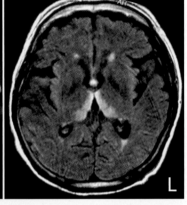

図 6.
Wernicke 脳症による眼球運動制限
下顎脱臼のため食事摂取が不十分となり，その後めまい感のため自宅で動けなくなり来院した 55 歳，男性．血中 thiamine 濃度は 5 ng/ml 未満であった．眼球運動は全方向で制限され（上段），MRI で特徴的な病変の広がり（中脳水道周囲，視床下部，乳頭体，視床内側部）が確認された（下段）．Thiamine 補充により症状，MRI 所見とも完全に消失した

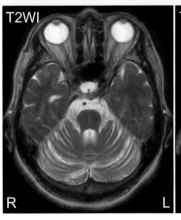
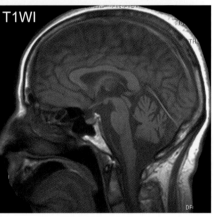

図 7.
脊髄小脳変性症
多系統萎縮症小脳型（MSA-C）により，ふらつき，歩行障害，構音障害が数年の経過で徐々に進行した 63 歳，女性．MRI（T2 強調画像）で小脳と脳幹の萎縮が目立つ．よくみると橋に特徴的な横走線維の変性（十字サイン）も認める．診察上は構音障害，肢節運動失調，体幹失調が明らかであった

5．腫　瘍

　脳幹や小脳に生じた腫瘍は，脳血管障害の場合と同様に中枢性めまいの原因になり得る．脳腫瘍は，脳血管障害とは発症様式が異なり，多くの場合，数週～数ヶ月かけて徐々に悪化する経過をたどる（図 8）．ただし，腫瘍であっても，経過中の腫瘍内出血や局所の循環障害，浮腫，てんかん発作の誘発などにより，急性めまいで受診することもある．

6．発作性疾患

　片頭痛は，日常生活に支障をきたす頭痛を繰り返す疾患で，悪心や嘔吐，光過敏，音過敏などを伴う．発作の持続は多くの場合数時間程度であり，機序として三叉神経を介した硬膜血管周囲の神経原生炎症が想定されている．片頭痛では，しばしばめまいが出現する．近年，片頭痛患者に片頭痛の特徴（頭痛や光過敏，音過敏など）を有するめまいが反復する場合には，前庭性片頭痛と呼ぶようになった．頭痛をきたす三叉神経系は，めま

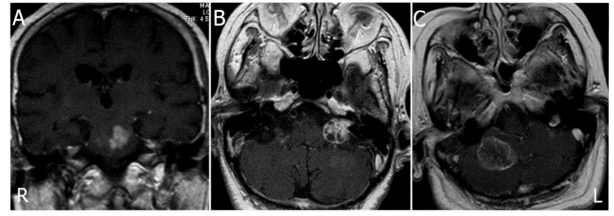

図 8. 脳腫瘍によるめまいやふらつき

71 歳，女性の右橋に生じた神経膠腫(A)，76 歳，女性の左聴神経鞘腫(B)，59 歳，女性の大腸癌の小脳転移(C)の MRI（ガドリニウム増強 T1 強調）．いずれもめまいとふらつきで受診した

図 9.
神経血管圧迫症候群
発作性に左耳鳴とめまいを繰り返した68歳，男性．MRI(CISS)で左第8脳神経近位部(REZ)に接触する動脈を確認できた．カルバマゼピンを投与したところ発作は消失した

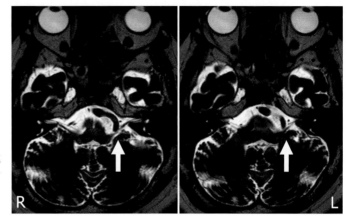

いをきたす前庭神経系と中枢神経内でも内耳内でもリンクがあるため，片頭痛の病態が前庭系にも波及する可能性が，機序として推測されている．

第8脳神経(内耳神経)が脳幹に入る部分が動脈に接していると，発作性のめまいや耳鳴を繰り返すことがある(神経血管圧迫症候群)(図9)．MRIの普及に伴い，無症候性の血管圧迫もしばしば発見されるため，責任病巣かどうか判断に迷う場合も多いが，カルバマゼピンの有効性が診断の一助になる(有効であれば神経血管圧迫症候群の可能性が高い)．

発作性失調症(あるいは反復性発作性失調症)は，失調症状やめまい，ミオキミアなどを発作性

に繰り返す疾患で，本邦ではCaチャネル遺伝子であるCACNA1Aの変異によるEA2の報告が多い．

文 献

1) 学会のあり方委員会：急性期めまいの診療フローチャート．Equilibrium Res. **78**：607-610, 2019.
2) 城倉 健：めまい診療シンプルアプローチ．医学書院．2013.
3) Johkura K, Kudo Y, Sugawara E：Differential diagnosis of apogeotropic positional nystagmus in the emergency room. J Neurol Sci, **400**：180-181, 2019.

MB ENT, 256：38-45, 2021

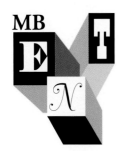

◆特集・めまい・ふらつき―QOL 向上をめざした診療―

めまいを生じる 機能性疾患・精神疾患

近藤真前*

Abstract めまいは心理的要因に関連して生じることが知られており，従来，それらは「心因性めまい」と呼ばれてきた．しかし，現代医学では，脳機能研究の進歩などにより「心因性」の概念が廃止され，病態を「機能性」として捉えるようになってきた．臨床では，「心が原因か，身体が原因か」といった議論にとらわれず，「多因子系の悪循環によって病態が維持されている」と機能性の病態として捉えることが重要であり，たとえば，めまいと不安・抑うつが併発している場合は両方を治療することが望ましい．また，機能性前庭疾患として持続性知覚性姿勢誘発めまいが定義され，「平衡システムの再適応不全」という病態仮説が提唱されている．治療では，抗うつ薬や認知行動療法が知られているが，まず，機能性の病態として患者に疾患教育を行うことが重要であり，それによって治療がスムーズに進みやすい．

Key words 機能性前庭疾患(functional vestibular disorder)，持続性知覚性姿勢誘発めまい(persistent postural-perceptual dizziness)，認知行動療法(cognitive behavioral therapy)，機能性(functional)，心因性(psychogenic)

はじめに

めまいは心理学的・精神医学的要因に関連して生じることが知られており，従来はそれらを総称して「心因性めまい(psychogenic dizziness)」と呼ばれてきた．しかし，近年，「心因性めまい」とされてきた病態について，バラニー学会が疾患概念を整理し，新しい分類を発表した．そこでは「心因性」の呼称は使われておらず，これは現代医学の動向に沿うものである．

さらに，器質性前庭疾患や精神疾患とは異なる機能性前庭疾患として，持続性知覚性姿勢誘発めまい(persistent postural-perceptual dizziness：PPPD)が定義された．PPPD は過敏性腸症候群などと同じく機能性身体疾患であり，機能性の病態として理解しなければ適切な診断・治療は行えない．PPPD を心因性の病態と理解するのは誤りである．

本稿では，まず心因性の概念が廃止され，機能性の病態として捉えられるようになってきた現代医学の動向について概説し，次に，従来は「心因性めまい」と呼ばれてきた病態についてバラニー学会が発表した疾患分類を紹介する．そして，めまいに関連する精神疾患を概説し，最後に，PPPD の疾患概念・診断・治療を紹介する．

現代医学の動向：「心因性」から「機能性」へ

1．「心因性」の廃止

近年，様々な医学領域において「心因性」の概念が廃止されつつあり，病態を「機能性」として捉える動きが広がっている．たとえば，慢性疼痛の領域では，従来は「心因性疼痛」と呼ばれた病態について，心因性という呼称は不適切とされ，使われなくなった．心因性疼痛に替わる用語はまだ定まっておらず，機能性疼痛や中枢機能障害性疼痛[1]といった用語が使われており，国際疼痛学

* Kondo Masaki, 〒 467-8601 愛知県名古屋市瑞穂区瑞穂町字川澄 1　名古屋市立大学大学院医学研究科精神・認知・行動医学分野，助教／同大学病院いたみセンター，副センター長兼任

会からは侵害可塑性疼痛(nociplastic pain)[2]という用語が提案されている．線維筋痛症や慢性腰痛，舌痛症などがその代表的な疾患である．

また，意外かもしれないが，精神疾患でも心因という概念はほぼ使われなくなった．古くは，日常生活のストレスに引き続いて生じた急性の幻覚妄想状態などを「心因反応」と呼んでいたが，現在は使われない．また，非てんかん性の痙攣発作や非器質性の失声・四肢麻痺などに対する診断である転換性障害についても，DSM(Diagnostic and Statistical Manual of Mental Disorder：精神疾患の国際診断基準)の第4版(DSM-Ⅳ)[3]では「症状の始まり・悪化に先立って葛藤やストレス因子が存在しており，心理的要因が関連していると判断される(注：著者要約)」という「心因」に当たる項目を満たす必要があったが，最新の第5版(DSM-5)[4]では心因に当たる項目は削除され，さらに新しい診断名として機能性神経症状症(functional neurological symptom disorder)が併記され，機能性の病態であることが強調された．

このように，現代医学では「心因性」の概念が廃止されつつあり，「機能性」として病態を捉えるようになってきたが，これにはいくつかの理由が挙げられる．

理由1：脳の機能性変化として病態を捉える

第1に，機能性身体疾患や精神疾患における脳機能研究の進歩により，心理的因子を脳の機能的変化として捉えられるようになったことが挙げられよう．たとえば，疼痛領域では，慢性疼痛モデル動物において恐怖条件づけに関与する扁桃体などに神経可塑性変化が生じていることがわかり[5]，中枢機能障害性疼痛の患者では扁桃体-皮質などの機能的結合が強いことが示される[1]など，脳機能の変化が明らかになってきた．うつ病やPTSD(心的外傷後ストレス障害)などの精神疾患でも特徴的な脳機能変化が示され，幼少期虐待体験のエピジェネティクス研究といった分子レベルの変化もさかんに研究されている．すなわち，機能性身体疾患，精神疾患とも，物理的実体のない「心因」と物理的実体のある「身体」との境界が不明瞭となったことで，中枢神経の神経可塑性・機能性変化などに基づく機能性の病態として扱えるようになったのである．

理由2：「心因」の判断は評価者の主観に左右される

2つ目の理由としては，「心因」という概念の妥当性・信頼性の問題が挙げられる．心理的要因が症状の原因かどうかの判断は，評価者の主観に影響を受ける．たとえば，ある女性患者において，子どもが不登校となり不安が強まっている時期にめまいが生じた場合，不安はめまいの1つの「要因」とは言えるが，「原因」であると証明することは難しく，結局は患者や医師が「不安が原因であろう」と主観的に判断することになる．すなわち，一般論として「不安でめまいが生じうる」とは言えるが，個々の症例において「不安が原因でめまいが生じている」という因果関係を科学的な手続きで判断することは困難である．

理由3：多因子性疾患は「心因」概念では説明できない

「心因」という概念の背景には，「心に原因があり，その結果が症状である」という直線的な「原因→結果」の因果関係が想定されているが，様々な研究によって，機能性疾患は直線的な因果関係では病態を捉えることはできない多因子性疾患(multifactorial disease)であることが明らかになっている．たとえば，代表的な機能性疾患である過敏性腸症候群では，消化管運動機能，腸管過敏性，腸内細菌，脳機能，心理的要因，社会的要因といった多因子が複雑に関与していることがわかっている[6]．精神疾患も同様であり，遺伝的素因，内分泌系，幼少期の体験，性格傾向，ライフイベント，現在の行動様式，生活環境など様々な生物学的・心理社会的要因が複雑に関与している．現代の精神療法の世界標準である認知行動療法でも，多因子系の悪循環として病態を捉える．

理由4：「心因」という説明は患者に悪影響を与える

「心因」という説明は，医師・患者関係や患者の病態理解に悪影響を与えうる．自分の症状を「気のせいだ」「精神がおかしいからだ」とみなされたという思いを患者に抱かせる恐れがあり，しばしば治療の導入が難しくなる．筆者は精神科医として機能性身体症状の患者を数多く診察しているが，患者は身体症状を「心が原因である」とみなされることに強い抵抗感を持つ．様々な医療機関で「検査異常がないのだから，あなたのめまいは気のせいだ」と否定的な態度で告げられ，病状がさらに増悪している患者を散見する．

前述のように，「心因」という概念は評価者の主観に左右されるため，「医師はそう言っているが，本当に心の問題なのだろうか？」と患者が抵抗感を持つのは当然と言えよう．精神科医からみても，明らかな心理的要因を認めなくてもPPPDを発症している症例は珍しくない．また，意外かもしれないが，そもそも代表的な精神疾患であるうつ病でも，明らかな心理的要因を認めなくても発症する例は数多く存在し，そのような患者に対して「心因」という説明は有効でない．

また，「身体的原因が見つからない」からといって「心理的な原因で症状が生じている」とは言えないことに注意したい．未知の身体的原因も否定できないし，前述のようにほとんどの症例では多因子が複雑に関与している．

患者への説明： 「心の問題」ではなく「脳機能の問題」

以上を踏まえると，めまいに関連する精神疾患および機能性前庭疾患であるPPPDの場合，患者への説明として有効なのは，「心の問題です」という説明ではなく「脳の機能の問題です」という説明である．「あなたの場合，めまいに関係する脳の機能の問題によって，めまいが起こっていると考えられます．したがって，脳の機能に働きかける治療が必要です．」という説明によって患者を治療

に動機づけることができ，SSRI(selective-serotonin reuptake inhibitor：選択的セロトニン再取り込み阻害薬)や精神医学的治療の導入がスムーズに進みやすい．

繰り返しになるが，「あなたの症状は心が原因です」「気のせいです」「検査異常がないので治療できません(治りません)」といった単純な説明は，有害に作用することが多いため避けるべきである．

現代医学の動向に沿って，今後，めまい平衡医学の分野でも「心因性めまい」の呼称が廃止され，「機能性めまい」[7]の概念が広まっていくことが期待される．

めまいに関する機能性身体疾患・精神疾患の分類

2014年のバラニー学会で，従来は「心因性めまい」と呼ばれていた病態の新しい分類案が発表された．その後，細部が改定されており，現時点での分類を表1に示す[8]．この分類でも「心因性」の呼称は使われていない．

表1の(1)～(5)の大分類(注：大分類は筆者による)のうち，(1)～(4)は精神疾患に関連するめまいであり，(5)の持続性知覚性姿勢誘発めまい(PPPD)は機能性前庭疾患である．(1)～(4)の分類について簡単に解説し，次の節で(5)のPPPDについて詳説する．

なお，今回の分類では言及されなかったが，(1)～(4)以外にも統合失調症，認知症，転換性障害といった様々な精神疾患でも機能性のめまいが生じうるし，診断に満たない状態(例：一過性の不安やストレス，解離状態)でも生じうる．

(1) 不安症に関連するめまい，(2) うつ病に関連するめまい

(1)には3つの診断名，(2)には2つの診断名が挙げられているが，まとめると，「不安症・うつ病によるめまい」と「めまいに併発する不安症・うつ病」となる．しかし，前述のように，めまいと不安症・うつ病のどちらが原因でどちらが結果なのかを客観性をもって判断するのはしばしば困難である．「鶏が先か，卵が先か」という議論は臨床

表 1. めまいに関連する機能性疾患・精神疾患の分類
（注：(1)〜(5)の大分類は筆者による）

(1) 不安症に関連するめまい
　・不安症による発作性前庭症状(episodic vestibular syndrome due to anxiety)
　・不安症による慢性前庭症状(chronic vestibular syndrome due to anxiety)
　・前庭症状に併発する不安(anxiety complicating a vestibular syndrome)
(2) うつ病に関連するめまい
　・うつ病によるめまい(vestibular symptoms due to depression)
　・前庭症状に併発するうつ病(depression complicating a vestibular syndrome)
(3) めまいに関する限局性恐怖症
　・転倒恐怖(fear of falling)
(4) めまいに関する病気不安症
　・前庭疾患不安症(vestibular illness anxiety)
(5) 機能性前庭疾患
　・持続性知覚性姿勢誘発めまい(persistent postural-perceptual dizziness)

的には重要でなく、「めまいと不安・抑うつが双方向に影響することで悪循環を形成し、病態が維持されている」と機能性の病態として理解することが肝要である.

したがって、臨床現場ではどちらが原因であるかにはこだわらず、めまい症状と不安症・うつ病が併存していれば両方を治療することが望ましい. なぜなら、前庭機能の異常の有無にかかわらず、不安や抑うつが高い場合はそれらを治療することによってめまい症状も改善するからである[9)10)]. 患者には「あなたはめまいもありますが、不安・抑うつも高いようです. めまいの原因にかかわらず、不安・抑うつを治療するとめまいも改善することが知られているので治療しましょう.」と説明し、SSRIの投与、あるいは精神科への紹介につなげるとよい. 精神科へ紹介した場合も、耳鼻咽喉科外来などで並行してめまいの身体診察を定期的に継続すると治療がスムーズに進みやすい.

なお、不安、抑うつの測定には、Hospital Anxiety and Depression Scale(HADS)が適する[11)]. HADS は精神科以外の身体診療科における不安・抑うつのスクリーニングを目的に開発された簡便な自記式尺度であり、めまい患者における信頼性・妥当性も示されている[12)]. 不安の7項目、抑うつの7項目とも8点以上でそれぞれ不安症、うつ病が疑われる.

(3) めまいに関する限局性恐怖症：転倒恐怖

「転倒することが怖い」という転倒に関する限局性恐怖症であり、耳鼻咽喉科外来では多くはない

と思われる. 限局性恐怖症とは、高所恐怖症(高い所だけが怖い)、先端恐怖症(尖っている物だけが怖い)といった特定の事象に限局した恐怖症であり、行動療法が有効である.

(4) めまいに関する病気不安症：前庭疾患不安症

病気不安症とは、それに見合う所見・症状を認めないのに「癌ではないか」などと重大な疾患に自分が罹患している考えにとらわれている疾患であり、心気症に近い疾患概念である.

前庭疾患不安症とは前庭症状に関する病気不安症であり、前庭症状を引き起こす重大な疾患を過剰に恐れる病態である. 治療はSSRI[13)]や認知行動療法[14)]が有効であり、不安症の治療に準じる.

機能性前庭疾患：
持続性知覚性姿勢誘発めまい(PPPD)

PPPD は、機能性めまいに関してこれまでに提唱されてきた疾患概念を、様々な研究の知見に基づいて統合し、機能性前庭疾患(functional vestibular disorder)として定義した疾患である[15)].

1. 機能性めまいの疾患概念の変遷

1970〜1980年頃から前庭機能と不安(パニック障害)との関連が論じられた. このころは、不安によってめまいが生じているという、まさに「心因性」という疾患概念であった.

1990年前後より、「心因性」という概念を超えて、心理的要因だけでなく様々な要因がめまいに関与しているという観点から、機能性めまいの疾

表 2. 持続性知覚性姿勢誘発めまい（persistent postural-perceptual dizziness：PPPD）の診断基準

> PPPD は以下の基準 A〜E で定義される慢性の前庭症状を呈する疾患である．診断には 5 つの基準すべてを満たすことが必要である．
> A. 浮動感，不安定感，非回転性めまいのうち一つ以上が，3 ヶ月以上にわたってほとんど毎日存在する．
> 　　1. 症状は長い時間（時間単位）持続するが，症状の強さに増悪・軽減がみられることがある．
> 　　2. 症状は 1 日中持続的に存在するとはかぎらない．
> B. 持続性の症状を引き起こす特異的な誘因はないが，以下の 3 つの因子で増悪する．
> 　　1. 立位姿勢
> 　　2. 特定の方向や頭位に限らない能動的あるいは受動的な動き
> 　　3. 動いているもの，あるいは複雑な視覚パターンを見たとき
> C. この疾患は，めまい，浮動感，不安定感，あるいは急性・発作性・慢性の前庭疾患，他の神経学的・内科的疾患，心理的ストレスによる平衡障害が先行して発症する．
> 　　1. 急性または発作性の病態が先行する場合は，その先行病態が消失するにつれて症状は基準 A のパターンに定着する．しかし，症状は初めは間欠的に生じ，持続性の経過へと固定していくことがある．
> 　　2. 慢性の病態が先行する場合は，症状は緩徐に進行し，次第に悪化していくことがある．
> D. 症状は，顕著な苦痛あるいは機能障害を引き起こしている．
> E. 症状は，他の疾患や障害ではうまく説明できない．

（文献 25 より）

患概念がいくつか提案された．立位姿勢でめまいが増悪することに注目した phobic postural vertigo（PPV）[16]，動作に注目した space motion discomfort[17]，視覚刺激に注目した visual vertigo[18]，それらの増悪因子や環境への過敏性に注目した chronic subjective dizziness（CSD）[19] などの疾患概念が提示され，病態の研究が進んだ．そして，それらを統合した国際診断基準を作成する機運が高まり，2010 年にバラニー学会にて診断基準作成委員会が結成され，2017 年に PPPD の診断基準が発表され，2018 年に ICD-11（International Classification of Diseases 11th Revision）に診断ガイドラインが収載された．

2．PPPD の病態

PPPD の病態仮説は「平衡システムの再適応不全」である[20]．PPPD は，典型的には急性のめまいが誘因となって発症する．誘因となる急性めまいは中枢性・末梢性の前庭疾患，前庭性片頭痛の発作，パニック発作や不安によるめまい，脳震盪やむち打ち症，自律神経障害などが多いとされている[15]．誘因となっためまいの直後から，ヒトの平衡システムにおいて，視覚への依存，ハイリスク状況での姿勢制御，環境に対する警戒といった急性期のバランス適応戦略が始まるが，多くの症例ではそのようなバランス適応戦略が徐々に不要となり，環境に再適応して回復していく．しかし，神経質傾向などの心理的特性が存在すると，立位姿勢，動作，視覚刺激により急性期バランス適応

戦略が持続してしまう悪循環に入り，再適応できないまま病態が維持されてしまう．このような病態仮説が提唱されている[21]．

PPPD の脳機能画像研究もこの病態仮説を支持している．Riccelli らの研究では，PPPD 患者では健常コントロールに比べて，垂直方向の視覚刺激による島皮質中部領域の活性化が有意に弱く，後頭葉視覚野の活性化が有意に強いことが示された[22]．島皮質中後部領域は前庭感覚を処理することから[23]，PPPD では視覚刺激時の前庭感覚処理機能が低下し，視覚依存が亢進していると考えられる．また，Passamonti らの研究では，PPPD 患者では健常コントロールに比べて，神経質傾向が視覚刺激による下前頭回の活性化とより強い正の相関を示し，神経質傾向が下前頭回と後頭領域との結合性とより強い正の相関を示した[24]．すなわち，PPPD において，神経質傾向という性格特性が前頭前皮質と視覚領域のネットワーク増強に関連していると考えられる．

3．PPPD の診断

次に，PPPD の診断基準を示す（表 2）[15][25]．診断基準には前述の病態仮説が反映されている．

A 基準は主症状である非回転性めまい，浮動感，不安定感についての項目である．ここのポイントは，主症状が時間単位で持続することである．短時間の瞬間的なめまいではこの基準を満たさない．

B 基準は増悪因子の項目であり，立位姿勢（歩

行を含む），動作（能動的・受動的を含む），視覚刺激（動く物，複雑な景色，本の文字など）の 3 因子すべてを，病歴中のどこかで認める必要がある．また，増悪因子に曝露されたあと，しばらく主症状の増悪が持続することも診断のポイントである．

C 基準は発症様式の項目である．大部分の症例では，誘因となる急性めまいに引き続いて主症状が始まり，この項目を満たす．ただし，緩徐に主症状が始まることもあり，その場合は進行性の神経変性疾患などを十分に鑑別する必要がある．

D 基準は治療の必要性を臨床的に判断する項目であり，E 基準は他の疾患だけでは症状が説明できない場合に満たされる．

なお，PPPD は器質性前庭疾患，精神疾患とは独立した機能性前庭疾患であり，それらとの併存診断が可能である．実際に，良性発作性頭位めまい症やメニエール病などの器質性前庭疾患に PPPD を併発している例も多く経験する．PPPD は治療可能な疾患であり，併発例を見逃さないようにしたい．

PPPD の診断には詳細な問診が必要である．特異的な検査所見は今のところ見つかっておらず，前庭機能検査，画像検査などは他の疾患との鑑別のために行う．なお，増悪因子への反応性を測定する Niigata PPPD Questionnaire（NPQ）が開発されており，PPPD の診断補助に用いることができる[26]．特に，視覚刺激への反応性のスコアが PPPD とその他の疾患の鑑別に有用である．新潟大学耳鼻咽喉科・頭頸部外科のホームページから無料でダウンロード可能である．

4．PPPD の治療

PPPD の治療は，抗うつ薬，前庭リハビリテーション，認知行動療法（cognitive behavioral therapy；CBT）が知られているが，現時点では認知行動療法に対して少数の質の低い無作為化比較試験（randomized controlled trial：RCT）が行われているのみであり，エビデンスが不足している．

抗うつ薬に関しては，様々な観察研究で有効性が示唆されているが，RCT は行われていない[21]．

エスシタロプラム，セルトラリンなどの SSRI がよく用いられるが，ベンラファキシン，ミルタザピンなどの他の抗うつ薬も用いられる．ただ，めまいや嘔気などの副作用によって脱落する例も少なくないため，うつ病の開始用量よりも少量（例：エスシタロプラムでは 5 mg）での開始が勧められている[21]．

なお，ベンゾジアゼピン系抗不安薬は常用量でも依存が生じやすい問題があり，めまいやふらつきなどの副作用が起こりうるため，使用には慎重になるべきである．

PPPD に対する前庭リハビリテーションについては，後ろ向きのケースシリーズが報告されているが[27]，対照群と比較した RCT は報告されていない．PPPD に対する前庭リハビリテーションはめまいへの馴化（habituation）を目的としており[21]，認知行動療法と同様の作用である可能性が指摘されている[28]．

CBT は精神療法の一種であり，不安障害やうつ病などの精神疾患だけでなく，慢性疼痛や慢性耳鳴，過敏性腸症候群などの機能性身体疾患でも有効性が確立している．CBT では，前述のように多因子の悪循環として病態を捉え，認知（思考）と行動を変容することで不安や抑うつなどの感情，および身体症状を改善させることを目指す．PPPD 以前の疾患概念である CSD に対して RCT が行われており，CBT 群は待機群に比べて有意に dizziness handicap inventory（DHI）が改善し，6 ヶ月後まで効果が持続した[29][30]．しかし，めまいの罹病期間が 3 ヶ月未満の症例，すなわち PPPD の診断を満たさない例も組み入れられており，エビデンスの質としては低い．罹病期間の中央値が 9 ヶ月と比較的短いことと合わせると，回復しやすい患者が多かったと考えられる．なお，PPPD に対してセルトラリン＋CBT 群 vs セルトラリン群の RCT が報告されているが，治療内容をみると精神分析の概念である病的防衛を扱っており[31]，CBT とは異なる精神療法を行った可能性が高い．

筆者らのグループでは 37 例の CSD に対する

CBTの前向き観察研究にて，不安障害を併発している場合にDHIの改善を有意に予測する結果を得た[32]．CSDやPPPDに対するCBTは不安をターゲットとするため，不安障害を併発しているほうがより症状の改善度が高いと解釈できる．

しかし，臨床的な不安を認めなくてもPPPDを発症している例が珍しくないこと，およびPPPDの病態仮説が急性めまい後の急性期バランス適応戦略の持続であることから，筆者は，不安やめまいの改善を目指すCBTよりも，めまいを受け入れることを目指すアクセプタンス&コミットメント・セラピー（新世代認知行動療法の1つ）が有効ではないかとの仮説を立てた．27例に対してパイロット研究を行い，6ヶ月後の症状改善（寛解または有意な治療反応）が74.1%と高い効果を示した[33]．現在，RCTを実施中である．

さいごに

PPPDや精神疾患に関連するめまいは，いずれも機能性の病態として捉えると患者に受け入れられやすく，治療がスムーズに進みやすい．機能性めまいの概念が広がることが期待される．

参考文献

1) 寒 重之，大迫正一，植松弘進ほか：中枢機能障害性疼痛患者における脳部位間の機能的結合と背景因子との関連：安静時fMRIによる検討. Pain Research, **32**：52-59, 2017.
2) IASP Council Adopts Task Force Recommendation for Third Mechanistic Descriptor of Pain. 2017；Available from：https://www.iasp-pain.org/PublicationsNews/NewsDetail.aspx?ItemNumber=6862.
3) 高橋三郎，大野 裕，染矢俊幸：DSM-IV-TR精神疾患の診断・統計マニュアル. 医学書院, 2004.
4) 高橋三郎，大野 裕，染矢俊幸ほか：DSM-5精神疾患の診断・統計マニュアル. 医学書院, 2014.
5) 加藤総夫：痛みと神経可塑性（特集 脳神経回路のダイナミクスから探る脳の発達・疾患・老化）. 生体の科学, **70**：38-42, 2019.
6) Longstreth GF, Thompson WG, Chey WD, et al：Functional bowel disorders. Gastroenterology, **130**：1480-1491, 2006.
7) Dieterich M, Staab J, Brandt T：Functional (psychogenic)dizziness. Functional Neurologic Disorders, **139**：447, 2016.
8) 堀井 新：Bárány Societyによる心因性めまいの新分類と持続性知覚性姿勢誘発めまい（PPPD）の診断基準. Equilibrium Res, **76**：316-322, 2017.
9) Horii A, Mitani K, Kitahara T, et al：Paroxetine, a selective serotonin reuptake inhibitor, reduces depressive symptoms and subjective handicaps in patients with dizziness. Otol Neurotol, **25**：536-543, 2004.
10) Horii A, Uno A, Kitahara T, et al：Effects of fluvoxamine on anxiety, depression, and subjective handicaps of chronic dizziness patients with or without neuro-otologic diseases. J Vestib Res, **17**：1-8, 2007.
11) Zigmond AS, Snaith RP, 北村俊則：Hospital Anxiety and Depression Scale(HAD尺度). 精神科診断学, **4**：371-372, 1993.
12) Piker EG, Kaylie DM, Garrison D, et al：Hospital Anxiety and Depression Scale：Factor Structure, Internal Consistency and Convergent Validity in Patients with Dizziness. Audiol Neurootol, **20**：394-399, 2015.
13) Fallon BA, Ahern DK, Pavlicova M, et al：A Randomized Controlled Trial of Medication and Cognitive-Behavioral Therapy for Hypochondriasis. A J Psychiatry, **174**：756-764, 2017.
14) Thomson AB, Page LA：Psychotherapies for hypochondriasis. Cochrane Database Syst Rev, CD006520, 2007.
15) Staab JP, Eckhardt-Henn A, Horii A, et al：Diagnostic criteria for persistent postural-perceptual dizziness(PPPD)：Consensus document of the committee for the Classification of Vestibular Disorders of the Barany Society. J Vestib Res, **27**：191-208, 2017.
Summary バラニー学会の診断基準作成委員会のメンバーが持続性知覚性姿勢誘発めまい（PPPD）の診断基準を解説した論文である.
16) Brandt T, Huppert D, Dieterich M：Phobic postural vertigo：a first follow-up. J Neurol, **241**：191-195, 1994.

17) Romas RT, Jacob RG, Lilienfeld SO：Space and motion discomfort in Brazilian versus American patients with anxiety disorders. J Anxiety Disord, **11**：131-139, 1997.

18) Bronstein AM：The visual vertigo syndrome. Acta Otolaryngol Suppl, **520** Pt 1：45-48, 1995.

19) Staab JP, Ruckenstein MJ：Expanding the differential diagnosis of chronic dizziness. Arch Otolaryngol Head Neck Surg, **133**：170-176, 2007.

20) Staab JP：Chronic subjective dizziness. Continuum(Minneap Minn), **18**：1118-1141, 2012.

21) Staab JP：Persistent Postural-Perceptual Dizziness. Semin Neurol, 2020.
Summary 「急性めまい後の急性期バランス適応戦略の持続」という持続性知覚性姿勢誘発めまい(PPPD)の病態仮説が図で詳しく解説されている.

22) Riccelli R, Passamonti L, Toschi N, et al：Altered Insular and Occipital Responses to Simulated Vertical Self-Motion in Patients with Persistent Postural-Perceptual Dizziness. Front Neurol, **8**：529, 2017.

23) 寺澤悠理：「いま」を作り出す身体反応の受容・制御と感情. 神経心理学, **34**：289-298, 2018.

24) Passamonti L, Riccelli R, Lacquaniti F, et al：Brain responses to virtual reality visual motion stimulation are affected by neurotic personality traits in patients with persistent postural-perceptual dizziness. J Vestib Res, **28**：369-378, 2018.

25) 堀井　新, 池園哲郎, 今井貴夫ほか：持続性知覚性姿勢誘発めまい(Persistent Postural-Perceptual Dizziness：PPPD)の診断基準(Barany Society：J Vestib Res 27：191-208, 2017). Equilibrium Res, **78**：228-229, 2019.

26) Yagi C, Morita Y, Kitazawa M, et al：A Validated Questionnaire to Assess the Severity of Persistent Postural-Perceptual Dizziness(PPPD)：The Niigata PPPD Questionnaire(NPQ). Otol Neurotol, **40**：e747-e752, 2019.
Summary 持続性知覚性姿勢誘発めまい(PPPD)の診断補助に使える NPQ の妥当性を示した研究であり, 特に視覚刺激への反応性が診断に有用と結論されている.

27) Thompson KJ, Goetting JC, Staab JP, et al：Retrospective review and telephone follow-up to evaluate a physical therapy protocol for treating persistent postural-perceptual dizziness：A pilot study. J Vestib Res, **25**：97-103；quiz 103-104, 2015.

28) Staab JP：Behavioral aspects of vestibular rehabilitation. NeuroRehabilitation, **29**：179-183, 2011.

29) Edelman S, Mahoney AE, Cremer PD：Cognitive behavior therapy for chronic subjective dizziness：a randomized, controlled trial. Am J Otolaryngol, **33**：395-401, 2012.

30) Mahoney AE, Edelman S, D Cremer P：Cognitive behaviour therapy for chronic subjective dizziness：longer-term gains and predictors of disability. Am J Otolaryngol, **34**：115-120, 2012.

31) Yu YC, Xue H, Zhang YX, et al：Cognitive Behavior Therapy as Augmentation for Sertraline in Treating Patients with Persistent Postural-Perceptual Dizziness. BioMed Res Int, **2018**：8518631, 2018.

32) Toshishige Y, Kondo M, Kabaya K, et al：Cognitive-behavioural therapy for chronic subjective dizziness：Predictors of improvement in Dizziness Handicap Inventory at 6 months posttreatment. Acta Otolaryngol, **140**：827-832, 2020.

33) Kuwabara J, Kondo M, Kabaya K, et al：Acceptance and commitment therapy combined with vestibular rehabilitation for persistent postural-perceptual dizziness：A pilot study. Am J Otolaryngol, **41**：102609, 2020.

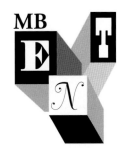

MB ENT, 256：46-52, 2021

◆特集・めまい・ふらつき—QOL 向上をめざした診療—

めまい・ふらつきを生じる全身疾患

木下　淳*

Abstract　"めまい・ふらつき"の訴えは多様であり，その原因疾患は多岐の領域にわたる．循環器系疾患によるめまいは，失神性めまいが多い．不整脈をはじめとする心原性めまいは突然死に直結することがあり，その鑑別は重要である．自己免疫疾患としては，Cogan 症候群，再発性多発軟骨炎，Vogt-小柳-原田病，SLE などが比較的多くめまいを訴える．代謝系疾患として，糖尿病によるニューロパチーでは，深部知覚障害に伴う浮動性めまい，ふらつきが多い．自律神経系が障害された場合，起立性低血圧が生じうる．糖尿病性腎症では，腎障害・透析療法に関連しためまい・ふらつきを訴えることが多い．血液疾患では貧血に伴う不安定感や眼前暗黒感を訴えることが多い．

　めまい症例は原因を特定しにくく，無治療でも自然軽快するものが少なくない一方で，放置すれば致死的な疾患も含まれているため，集学的なアプローチが必要である．

Key words　全身性疾患(systemic disease)，浮動性めまい(dizziness)，失神性めまい(presyncope)，内耳自己免疫病(autoimmune inner ear disease；AIED)，糖尿病性ポリニューロパチー(diabetic polyneuropathy；DPN)，貧血(anemia)

はじめに

　起立保持や運動中の姿勢保持は，視覚，前庭迷路由来の平衡覚，深部感覚などの体性感覚系からの情報を用い，眼球運動や四肢・体幹の運動を中枢神経系で統合・制御することによって保たれている．こうした身体の平衡維持にかかわる機構のいずれかに障害をきたすとめまいやふらつきが生じる．したがって，患者の訴える「めまい・ふらつき」の原因となる疾患は内耳由来や脳血管障害を含めた中枢性疾患だけでなく，多領域にわたる．

　本稿ではめまい・ふらつきを生じうる全身疾患のうち，特に循環器系疾患，自己免疫系疾患，腎・内分泌・代謝系疾患，血液系疾患について概説する．

循環器系疾患とめまい

　循環器系疾患によるめまいは，心拍出量の減少，血管抵抗の減少による脳への血流の減少によるものが多い．自覚症状としては，「気が遠くなる」「頭がふらっとする」「目の前が真っ暗になった」と表現される失神性めまい(presyncope)が多い．めまいを生じる循環器系疾患には表1のような疾患がある[1)2)]．

1．心・大血管疾患（心原性失神）

　心・大血管疾患が原因で起こる失神・失神性めまいを心原性失神といい，突然死に結び付く可能性があるため，鑑別診断中もっとも重要な疾患群である．中でも洞機能不全，房室ブロックのような徐脈性不整脈や心室頻拍・特発性心室細動などの頻拍性不整脈が原因で，心拍出量が低下し一時的に全脳循環不全を起こし，その結果として失

---

* Kinoshita Makoto，〒 113-8655　東京都文京区本郷 7-3-1　東京大学医学部附属病院耳鼻咽喉科，助教

表 1. めまいを生じる循環器系疾患

```
Ⅰ．心・大血管疾患（心原性失神）
    1．不整脈
        洞不全症候群，高度房室ブロック，発作性頻拍（心室性または上室性），発作性心房細動，
        QT 延長に伴う torsade de pointes（一種の心室細動）
    2．肥大型心筋症
    3．高度弁膜疾患
        大動脈弁狭窄症，肺動脈弁狭窄症，僧帽弁狭窄症
    4．虚血性心疾患
        心筋梗塞，狭心症
    5．大血管疾患
        大動脈解離，肺塞栓
    6．先天性心疾患
        Fallot 四徴症，Eisenmenger 症候群
Ⅱ．血圧異常
    1．高血圧症
    2．起立性低血圧（起立性失神）
        1）変性疾患
            Shy-Drager 症候群，Parkinson 症候群，オリーブ橋小脳萎縮症など
        2）ニューロパチー
            糖尿病性ニューロパチー，アミロイドニューロパチーなど
        3）高齢者の自律神経障害
    3．神経調節性失神（反射性失神）
        血管迷走神経反射，頸動脈洞反射，状況失神（排尿失神など）
    4．循環血液量減少性失神
        出血，脱水，アナフィラキシー
Ⅲ．血管異常
    1．大動脈炎症候群
    2．鎖骨下動脈盗血症候群
```

（文献 2 の表 3 より改変）

神・失神性めまいや痙攣を起こすアダムス・ストークス症候群が頻度的にも重篤度においてももっとも重要である．12 誘導心電図で異常を呈さないことがあり，24 時間心電図などを用いた循環器専門医による精査が必要となる．

2．血圧異常

1）高血圧

高血圧患者のめまいの原因の 1 つとして，高血圧に起因する脳血流，脳酸素消費量の低下の関与が考えられる．椎骨脳底動脈系の動脈硬化性病変が，中枢前庭系や末梢前庭系の循環不全を惹起し，自覚症状としてめまいを生じる可能性が考えられる．めまいの他に，脱力発作，複視，頭痛などの症状を伴う．治療には β 遮断薬や Ca 拮抗薬などの降圧薬，ならびに脳循環改善薬，血小板凝集阻害薬などが用いられる．

2）起立性低血圧（起立性失神）

血圧異常によるものとしては，起立性低血圧が代表的であり，疾患概念として起立性調節障害とも重複する部分が多い．起立性調節障害では，眼前暗黒感，めまい，疲労，頭痛，動悸などを症状として訴える．治療にはジヒドロエルゴタミン製剤などを用いる．

3）神経調節性失神（反射性失神）

神経調節性失神は，失神性めまいの原因としてもっとも多い．迷走神経反射が関与するため反射性失神とも言われ，血管迷走神経性失神，頸動脈洞性失神，状況失神がこれに含まれる．血管迷走神経性失神がもっとも多く，この中の代表的疾患である．原因が器質的異常ではないので，予後は良好である．

血管迷走神経性失神は，迷走神経反射や血管交感神経の抑制によって心機能抑制や血管拡張が起こるためで，原因はほとんど心身のストレス（過度の疼痛・緊張・立位，精神的ストレスなど）によるものである．状況失神とは，排尿・排便・咳な

どの途中またはその後に，自律神経反射による血管拡張のために起こるもので，排尿失神，排便失神，咳失神などがその範疇に含まれる．頸動脈洞性失神は頸動脈洞の刺激によって起こるものである．

4）循環血液量減少性疾患

循環血液量減少性疾患には，出血，脱水，アナフィラキシーがある．これらの中でもっとも頻度が高く，重要な疾患が出血，特に消化管出血である．消化管出血でもっとも多い主訴は吐血・下血であるが，次に多いのが失神・失神性めまいである．吐血・下血の症候がない場合，この鑑別疾患を知っておかないと脳血管障害や起立性低血圧などと誤診する危険がある．消化管出血の場合，顔面蒼白や眼瞼結膜の貧血がみられることが多いので診断の助けとなる．消化管出血の大部分は消化性潰瘍（胃・十二指腸潰瘍）であり，N-Gチューブ挿入後に黒褐色の胃液（出血）の流出を確認することなどで診断が可能である．

脱水，アナフィラキシーについては病歴，身体所見，血液検査から診断を行う．

3．血管異常

血管異常によるものとしては，鎖骨下動脈盗血症候群（subclavian steal syndrome）が代表的である．鎖骨下動脈盗血症候群では，鎖骨下動脈の近位部の閉塞のため，椎骨動脈からの逆行性血流により，鎖骨下動脈領域の血流が維持されるため，閉塞側の椎骨動脈の血流が減少し，めまいを生じると考えられている．

自己免疫系疾患とめまい

自己免疫疾患には橋本病に代表される臓器特異的なものと，全身性ループスエリテマトーデス（systemic lupus erythematosus；SLE）のような非臓器特異的なものがある．内耳自己免疫病（autoimmune inner ear disease；AIED）は1979年にMcCabeが提唱した進行性感音難聴で免疫抑制薬治療が奏効する疾患であり，前庭機能障害を併発することがある[3]．病態として内耳特異的タンパクに対する自己免疫性内耳障害が想定されているが，いまだ明確な診断基準は定まっていない．

めまいを症状として訴えることが比較的多い全身性の自己免疫疾患としては，Cogan症候群，再発性多発軟骨炎，Vogt-小柳-原田病，SLE，ANCA関連血管炎，傍腫瘍性神経症候群などが知られている．治療は，原疾患によるが，ステロイドおよび免疫抑制薬による治療が主体となる．

1．Cogan症候群

非梅毒性間質性角膜炎と前庭・蝸牛症状を有する症候群である[4]．様々なサイズの血管を侵襲しうる血管炎に分類される．前庭・蝸牛症状はメニエール病と似ためまい発作の反復，耳鳴，感音性難聴であるが，難聴は両側進行性であり，数ヶ月のうちに聾に至ることが多い[5]．

原因は不明であるが，reovirus typeⅢの感染により抗Cogan peptide抗体が生じるとの報告がある[6]．

2．再発性多発軟骨炎

軟骨および軟骨と共通の基質を有する組織に生じる全身性の炎症性疾患であり，Ⅱ型コラーゲンの自己免疫異常による内耳障害モデル動物（ラット）の研究から，Ⅱ型コラーゲンの自己免疫異常との関連が示唆されている[7]．初期症状は，耳介の充血，浮腫，関節痛，めまい，難聴などであり，約30％の症例で蝸牛・前庭症状が出現することが報告されている．

3．Vogt-小柳-原田病

髄膜炎症状，耳症状，脱色素症状（白髪，皮膚の白斑，夕焼け状眼底など）を伴った急性びまん性ぶどう膜炎であり，メラノサイトを抗原とする自己免疫疾患と考えられている．内耳障害としては両側感音難聴を呈することが多く，時に水平回旋混合性眼振や半規管麻痺を伴った末梢前庭型のめまいが生じる[8]．内耳のメラノサイトは，内リンパ嚢，骨ラセン板，血管条，半規管膨大部や平衡斑に存在しており，これらの部位が障害されることによって蝸牛症状あるいは前庭症状が発現するものと考えられる．

4．SLE

SLE は，皮膚，腎臓，神経系，筋骨格系など多彩な全身症状を呈する自己免疫疾患である．SLE 患者の側頭骨病理に関する最近のメタアナリシス[9]では，生前に感音性難聴を認めたのは 70% 程度であり，めまいの訴えは 30% であった．内耳の病理所見としては，多形核白血球浸潤と血管炎が多くみられ，蝸牛では内・外有毛細胞障害，血管条萎縮，ラセン神経節の変性，前庭では I 型有毛細胞障害が各々 20〜30% みられたと報告されている．

また，SLE は経過中に多彩な精神神経症状が生じることで知られ，その病態としては神経精神ループス，抗リン脂質抗体症候群，壊死性血管炎が含まれている．精神神経症状には，脳血管障害，脳神経障害，末梢神経障害によるものが含まれており，このうちの一部が中枢性あるいは末梢性めまい，平衡障害などを惹起するものと考えられる．

5．ANCA 関連血管炎（AAV）

ANCA 関連血管炎(anti-neutrophil cytoplasmic antibody-(ANCA-)associated vasculitis；AAV)は，多発血管炎性肉芽腫症(Wegener 肉芽腫症)，顕微鏡的多発血管炎，好酸球性多発血管炎性肉芽腫症(Churg-Strauss 症候群)に分類されている．そのいずれもが全身に多発する血管炎を引き起こしうる．AAV 症例では 19〜61% に何らかの蝸牛・前庭症状を認め，中耳炎から初発することがある．中耳に限局した AAV は共通した臨床像を呈することから，ANCA 関連血管炎性中耳炎(otitis media with AAV；OMAAV)と呼ばれる．早期の OMAAV では血管炎などの特徴的な病理所見が 30% でしか得られず，20% では ANCA 陰性のため診断が困難なことがある．診断が遅れると，めまいの続発，感音難聴の進行，他臓器病変の出現をみたり，肥厚性硬膜炎からのくも膜下出血をきたし死亡することがある．

6．傍腫瘍性神経症候群

悪性腫瘍に合併する神経障害の中で，自己免疫学的機序により生じたものが傍腫瘍性神経症候群であり，多くは腫瘍の発見に先行して発症する．約半数の症例で脳幹，小脳に対する抗神経抗体が同定される．下眼瞼向き眼振などの異常眼球運動が出現し，めまいを契機に悪性腫瘍が発見されることもある．本症候群に併存する腫瘍としては，成人では肺小細胞がん，リンパ腫，卵巣がん，子宮がん，小児では神経芽細胞腫がもっとも多い．

腎・内分泌・代謝系疾患とめまい

1．腎障害と透析療法

慢性腎不全や透析患者が内耳障害を高率に有していることは良く知られた事実であるが，文献的報告の多くは透析患者に関する検索であり，腎障害と前庭機能との関連を評価したものは稀である．透析患者では 32〜73% にめまいがみられ，急に立ち上がったときの眼前暗黒感が多い[10]．こうしためまいは透析導入後 3 年を経過すると頻度が増加し，70 歳以上の高齢者に多く認められる．腎不全患者ないし透析療法を受けている患者でめまいが生じる原因としては，腎性貧血，動脈硬化，電解質異常，尿毒素，薬剤の影響に加え，背景として多い糖尿病合併症の影響が想定されている[11][12]．これらの要因はすべて内耳障害を引き起こす可能性を有し，透析患者でめまい・ふらつきを示すもののうち，温度刺激検査にて一側あるいは両側の反応低下を示したのは，7.7〜14.9% と報告されている[10][11]．一部の症例では，視標追跡検査や視運動性眼振検査にて中枢障害を示唆する所見が得られ，透析性脳症の関与が推定されているが，詳細は不明である．

2．内分泌疾患

内分泌疾患のうち，めまいを症状として訴えることが比較的多いのは甲状腺ホルモンの障害，中でも甲状腺機能低下症においてである．成人における甲状腺機能低下症の場合，一般的な症状として，顔面の浮腫，皮膚蒼白，乾燥，脱毛，易疲労性などがあり，また神経症状として，めまい，頭痛，脱力，筋肉痛，抑うつ状態などを生じる．甲状腺機能低下症とめまいの発生の間の詳細な関係

表 2. 主に感覚が障害されるニューロパチー

Ⅰ. 代謝性疾患
　糖尿病，尿毒症，甲状腺機能低下症

Ⅱ. 栄養障害
　ビタミン欠乏(B_1，B_6，B_{12}，E，葉酸，ニコチン酸），胃切除後症候群，クローン病

Ⅲ. 免疫性疾患
　慢性関節リウマチ，全身性エリテマトーデス，結節性多発動脈炎，Sjögren 症候群，Guillan-Barré 症候群，Crow-Fukase 症候群，慢性炎症性脱髄性多発ニューロパチー（CIDP），傍腫瘍性神経症候群

Ⅳ. 感染症
　HIV 感染症（AIDS），ライム病，ジフテリア，Hansen 病，脊髄癆（梅毒）

Ⅴ. 遺伝性疾患
　Charcot-Marie-Tooth 病，家族性アミロイド・ポリニューロパチー，Freidreich 失調症

Ⅵ. 中毒・薬剤性疾患
　重金属（鉛，有機水銀，ヒ素，タリウム），有機溶媒（n-ヘキサン），アルコール，イソニアジド，ビンクリスチン，シスプラチンなど

は不明である．

3. 代謝系疾患

　代謝系疾患の代表ともいえる糖尿病は三大合併症として，糖尿病性ニューロパチー，糖尿病性網膜症，糖尿病性腎症が知られている．糖尿病性ニューロパチーの中で感覚・自律神経性ポリニューロパチー（糖尿病性ポリニューロパチー）がもっとも高頻度であり，糖代謝異常による軸索機能低下や微小血管障害による軸索変性が関与する．糖尿病性ポリニューロパチーの診断は下肢に強い多発ニューロパチーの存在と，糖尿病以外の原因を除外することにある（参照：主に感覚が障害されるニューロパチー[13]（表2））．めまいの性状としては，深部知覚障害によると考えられる浮動性めまい感，不安定感が多い．自律神経系の障害により，起立性低血圧が生じる場合もある．また，糖尿病は動脈硬化を強く起こしやすい．高血圧を合併している例では脳梗塞を多発する傾向がある．冠動脈硬化の強いものも多く，心原性めまいの原因となりうる．糖尿病性腎症に伴う腎不全は透析導入疾患として最多であり，腎障害・透析療法に関連しためまい・ふらつきを生じうる．2 型糖尿病患者に対する温度刺激検査では56.7〜70％に一側あるいは両側の反応低下を認め，罹病期間や HbA1c 値に依存すると報告されている[14)15]．

　一方，糖尿病の治療中などに生じる低血糖によっても，めまいが生じる．血糖値が急速に低下すると悪心，皮膚蒼白，頻脈，発汗などの自律神経症状，脱力，異常感覚などの神経症状が生じる．これらの症状をめまいとして訴えることがある．低血糖発作が疑われる場合，糖分の補給によって症状の改善が認められるかどうか観察する．

血液系疾患とめまい

　血液疾患のうち，めまいを訴える頻度の高い疾患は貧血である．貧血全般に共通する自覚症状は，全身倦怠感，易疲労感，めまい，耳鳴，頭痛，動悸・息切れ，こむら返り，狭心症症状など組織の酸素欠乏に伴うものである．貧血に伴うめまいの場合，非回転性で，不安定感や眼前暗黒感であることが多い．貧血の基礎疾患には比較的特有な自覚症状や理学所見があり，しばしば問診によって診療の糸口をつかむことができる[16]．舌の痛み，嚥下困難は鉄欠乏性貧血で多く（Plunmer-Vinson 症候群），舌にしみるような症状は Hunter 舌炎として悪性貧血に特有な症状である．異食症（pica）はパリパリと音のする食べ物やガソリン臭を好むなどの症状であり，鉄欠乏性貧血に特有である．黒褐色尿（コカ・コーラ様）は溶結性貧血の徴候である．嗅覚症状，しびれ感・疼痛・歩行障害，精神症状などの神経症状は悪性貧血で出現する．

　貧血の成因は，不完全あるいは不十分な赤血球造血か，出血あるいは溶血による赤血球の喪失であり，赤血球指数などを参考に鑑別する（表3）[17]．高齢者の貧血では，悪性腫瘍，感染症，膠原病などの重大な疾患が背景に存在することが多く，服用している薬剤が複数にわたることもあり，薬剤起因性造血障害の可能性にも留意したい．

　白血病およびその類縁疾患（悪性リンパ腫など）においては貧血がしばしば認められ，このためにめまいを訴える場合がある．また，中枢神経系あるいは側頭骨への病変の浸潤により中枢性あるいは末梢性めまい，平衡障害をきたしうる．また，

表 3. 貧血の成因による分類

(文献 17 の表より改変)

末梢白血球数が 20 万 $/\mu l$ 以上に増加すると血液粘稠度の上昇による過粘稠度症候群を生じ，めまいが認められる．この他，血小板減少や凝固障害に基づく頭蓋内出血や内耳出血によってもめまい，平衡障害が生じる．内耳出血の場合回転性のめまいに難聴を伴う．

一方，多血症においても血液粘稠度の上昇に伴う血流障害によるものと考えられるめまいが認められる．

まとめ

めまいの症状は様々であり，全身性疾患に伴う広義のめまいについて概説した．原因となる疾患は多領域にわたり，無治療でも自然軽快するものが少なくない一方で，放置すれば致死的な疾患も含まれている．集学的なアプローチにより適切な治療が必要である．

参考文献

1) 室伏利久：全身疾患によるめまい．野村恭也ほか(編)：476-481，CLIENT21　No. 8　めまい・平衡障害．中山書店，1999.
2) 河野寛幸：失神性めまい．MB ENT, **102**：39-46, 2009.
3) McCabe BF：Autoimmune sensorineural hearing loss. Ann Otol Rhinol Laryngol, **88**：585-589, 1979.
4) Cogan DG：Syndrome of nonsyphilitic interstitial keratitis and vestibulo-auditory symptoms. Arch Ophtalmol, **33**：144-149, 1945.
5) Haynes BF, Kaiser-Kupfer MI, Mason P, et al：Cogan syndrome.：studies in thirteen patients, long-term follow-up, and review of the literature. Medicine, **59**：426-441, 1980.
6) Lunardi C, Bason C, Leandri M, et al：Autoantibodies to inner ear and endothelial antigens in Cogan's syndrome. Lancet, **360**：915-921, 2002.
Summary Cogan 症候群患者から同定した特異抗体を動物に投与すると Cogan 症候群様の症状を示すことを報告している．
7) Yoo, TJ, Tomoda K, Stewart JM, et al：Type Ⅱ collagen-induced autoimmune sensorineural hearing loss and vestibular dysfunction in rats. Ann Otol Rhinol Laryngol, **92**：267-271, 1983.
8) Yoshimoto Y：Otoneurological observation and classification of Harada's disease presenting with aural symptoms, especially vertigo. Acta Otolaryngol Stockh Suppl, **519**：114-117, 1995.

9) Di Stadio A, Ralli M：Systemic lupus erythe-matosus and hearing disorders： literature review and meta-analysis of clinical and temporal bone findings. J Int Med Res, **45**：1470-1480, 2017.
  Summary SLE 患者の側頭骨病理では，血管炎に伴う有毛細胞，血管条，ラセン神経節の障害が主であると報告している．

10) 鳥山　稔，上野則之，喜多村　健ほか：腎透析患者の神経耳科学的研究．耳鼻臨床, **77**：729-736, 1984.

11) 草刈　潤，小林俊光，六郷正暁ほか：腎透析患者の聴力ならびに平衡機能について．日耳鼻会報, **84**：379-389, 1981.

12) Laitakari K：vestibular disorders in medically managed chronic renal insufficiency. Acta Oto-laryngol Suppl Stockh, **349**：1-30, 1977.

13) 向井栄一郎，足立弘明：急性感覚性ニューロパチーと急性自律性感覚性ニューロパチー．神経内科, **49**：121-127, 1998.

14) Li J, Jiang J, Zhang Y, et al：Impairment of Vestibular Function and Balance Control in Patients with Type 2 Diabetes. Audiol Neu-rootol, **24**：154-160, 2019.

15) Naik C, Tilloo R：Vestibular dysfunction and glycemic control in diabetes mellitus：Is there a correlation? Ind J Otol, **24**：199-203, 2018.
  Summary 2 型糖尿病患者の血糖コントロールの程度と感音難聴，前庭障害の割合に有意な相関があることを示している．

16) 澤田賢一：初診で貧血を診た場合．日内会誌, **95**：1994-1999, 2006.

17) 成田美和子：貧血の分類と診断の進め方．日内会誌, **104**：1375-1382, 2015.

MB ENT, 256：53-56, 2021

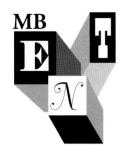

◆特集・めまい・ふらつき─QOL 向上をめざした診療─

めまい・ふらつきに対する薬物治療
─適応のある薬剤一覧─

久保和彦*

Abstract めまい・ふらつきは著しく QOL を低下させる症状であり，速やかに症状を改善させることが重要である．その治療の第一選択は薬物療法であるため，めまい・ふらつきに適応のある薬剤を一覧にした．めまいの薬物治療を行うにあたっては，疾患と症状発現からの時期の両面を考慮しなくてはならない．特に，めまい発作の超急性期は嘔気・嘔吐が強くて内服できないことが多いため，本邦において開発されたメイロン® といった注射剤や場合によっては坐薬が考慮される．嘔気・嘔吐が制御されれば内服可能になるため，正確な診断に基づいた適切な薬剤選択を行っていく．慢性期ではかえって薬物治療が前庭代償獲得の妨げとなることがあることは知っておきたい．また，高齢者では，薬剤代謝機構が衰えていることが多いため，薬剤の量や投与回数の調節が必要である．

Key words メイロン（meylon），ベタヒスチン（betahistine），漢方薬（Kampo medicines），ステロイド（steroid），minor tranquilizer

はじめに

めまいに対する薬物療法の目的は大きく 3 つある．1 つめは，当然ながらめまいの減弱・消失である．2 つめは，めまいに伴った嘔気・嘔吐や動悸，不安の抑制であり，3 つめは前庭代償の促進である．これらの目的の何を重要視するかはめまいの経過によって大きく異なっており，時期に応じた薬物の使い分けが重要である．めまいに対してもっとも多く使用されている薬剤はベタヒスチンメシル酸塩であろうが，意外にもめまいに適応のある薬剤の一覧を示した文献は少ない[1]．本邦において使用可能なめまいに保険適用を有する薬剤のリストを表 1〜3 に示す．それぞれ各インタビューフォームから記載をまとめた．ほとんどの薬剤は 20 世紀に発売もしくは適応承認されており，21 世紀になってからは高血圧や糖尿病のように新たな薬剤開発は残念ながら進んでいない．なお，めまいやふらつきで転倒した場合に頭部打撲を起こせば中止もしくは休薬を検討しなければな

らない薬剤があることに注意しておく必要がある．

めまいの時期別対処法

めまい・ふらつきをきたす疾患は多種多彩であり，疾患ごとの対処法については他書をご覧いただきたいが[2]，めまい・ふらつきに対する薬剤の使用は，めまい発作からの時間経過によって使い分ける必要が出てくる．また，高齢者では薬物動態が一般成人とは異なっていることが多く，薬物の種類によっては量や 1 日投与回数の調節が必要となる．

1．超急性期

まさにめまい発作そのものが起こっており，聴力検査や頭位および頭位変換眼振検査もままならないような超急性期に優先されるべきは安静であるが，この時期の薬物治療の目的はめまいや眼振の抑制と嘔気・嘔吐のコントロールである．この時期に本邦でもっとも用いられているのがメイロン® であろう．40 m*l*（2 A）を静脈注射していくが，30 分して効果がみられなければもう 40 m*l* 注射す

* Kubo Kazuhiko，〒 812-8633 福岡市博多区千代 5-18-1　千鳥橋病院耳鼻咽喉科・頭頸部外科，部長

表 1. 内耳性疾患によるめまいに適応のある薬剤

一般名	先発品名	発売もしくは適応取得	めまいの適応症	用法,用量	備考
アセタゾラミド	ダイアモックス	1955 年	メニエル病およびメニエル症候群	成人にはアセタゾラミドとして1日1回250〜750 mgを経口投与	
アデノシン三リン酸二ナトリウム水和物	アデホスコーワトリノシン	1988 年	メニエール病および内耳障害に基づくめまい	アデノシン三リン酸二ナトリウム水和物として,1回100 mgを1日3回経口投与	錠剤にはめまいに対する適応がない
イソソルビド	イソバイド	1988 年	メニエール病	成人1日量90〜120 mlを毎食後3回に分けて経口投与	急性頭蓋内血腫のある患者には禁忌
イソプレナリン塩酸塩	イソメニール	1976 年	内耳障害に基づくめまい	1回1〜2カプセルを1日3回経口投与	重度の冠動脈疾患の患者,頭部および頸部外傷直後の患者,カテコールアミン製剤(アドレナリンなど),エフェドリン,メチルエフェドリンを投与中の患者には禁忌
カリジノゲナーゼ	カルナクリン	1965 年	メニエール症候群	成人1回25〜50 mg,1日3回経口投与	脳出血直後などの新鮮出血時の患者には禁忌
ジフェニドール	セファドール	1981 年	内耳障害に基づくめまい	錠:成人1回1〜2錠,1日3回経口投与 顆粒:1回0.25〜0.5 g(ジフェニドール塩酸塩として25〜50 mg)を1日3回経口投与	
ジフェンヒドラミンサリチル酸・ジプロフィリン	トラベルミン	1952 年	動揺病,メニエール症候群	成人1回1錠を経口投与 必要により1日3〜4回経口投与	
ジメンヒドリナート	ドラマミン	2009 年	動揺病,メニエール症候群,放射線宿酔,手術後の悪心・嘔吐	成人1回1錠を1日3〜4回経口投与	MAO阻害剤内服中の患者およびジフェニルメタン系薬剤(ジメンヒドリナート,塩酸メクリジンなど)に対し過敏症の患者には禁忌
ベタヒスチンメシル酸塩	メリスロン	1969 年	メニエール病,メニエール症候群,眩暈症	成人は,1回6〜12 mgを1日3回食後経口投与	
ペルフェナジン	ピーゼットシー	1958 年	メニエル症候群	成人1日6〜24 mgを分割経口投与	アドレナリンを投与中の患者(アドレナリンをアナフィラキシーの救急治療に使用する場合を除く)およびフェノチアジン系化合物およびその類似化合物に対し過敏症の患者には禁忌
炭酸水素ナトリウム($NaHCO_3$)	メイロン	1967 年	動揺病,メニエール症候群,その他の内耳障害など	成人1回12〜60 mEq(1〜5 g:本剤14〜72 ml)を静脈内注射	アルカリ性であるため,血管外に漏れた場合は,組織の壊死を生じることがある

表 2 その他のめまいに適応のある薬剤

一般名	先発品名	発売もしくは適応取得	めまいの適応症	用法,用量	備考
イフェンプロジル	セロクラール	1979 年	脳梗塞後遺症,脳出血後遺症に伴うめまい	成人には1回20 mgを1日3回毎食後経口投与	投与12週で効果が認められない場合には投与を中止すること,頭蓋内出血発作後,止血が完成していないと考えられる患者には禁忌
イブジラスト	ケタス	1989 年	脳梗塞後遺症に伴う慢性脳循環障害によるめまいの改善	成人には1回10 mgを1日3回経口投与	頭蓋内出血後,止血が完成していないと考えられる患者には禁忌
ドロキシドパ	ドプス	2000 年	起立性低血圧を伴う血液透析患者におけるめまい・ふらつき・たちくらみの改善	成人に対し1回量200〜400 mgを透析開始30分〜1時間前に経口投与	閉塞隅角緑内障の患者,イソプレナリンなどのカテコールアミン製剤を投与中の患者,妊婦または妊娠している可能性のある婦人,重篤な末梢血管病変(糖尿病性壊疽など)のある血液透析患者には禁忌
メクロフェノキサート塩酸塩	ルシドリール	2003 年	頭部外傷後遺症におけるめまい	成人には1回100〜300 mgを1日3回経口投与	4週間投与しても効果が認められない場合は本剤の投与を中止すること

表 3. 効能・効果や使用目標(=証)にめまいがある漢方薬

番号	名称	薬価収載	用法, 用量	耳鳴りへの効果記載	甘草含有量	妊婦・授乳婦への使用	備考
8	大柴胡湯	1986 年	成人 1 日 7.5 g を 2〜3 回に分割し, 食前または食間に経口投与	あり	なし	控えたほうが望ましい	
15	黄連解毒湯	1986 年	成人 1 日 7.5 g を 2〜3 回に分割し, 食前または食間に経口投与	なし	なし	有益性が上回る場合	
16	半夏厚朴湯	1986 年	成人 1 日 7.5 g を 2〜3 回に分割し, 食前または食間に経口投与	なし	なし	有益性が上回る場合	
17	五苓散	1986 年	成人 1 日 7.5 g を 2〜3 回に分割し, 食前または食間に経口投与	なし	なし	有益性が上回る場合	Na チャネルやアクアポリンの抑制効果で利尿作用あり
21	小半夏加茯苓湯	1986 年	成人 1 日 7.5 g を 2〜3 回に分割し, 食前または食間に経口投与	なし	なし	有益性が上回る場合	
23	当帰芍薬散	1986 年	成人 1 日 7.5 g を 2〜3 回に分割し, 食前または食間に経口投与	あり	なし	有益性が上回る場合	比較的体力の低下した成人女子に用いられることが多い
24	加味逍遙散	1986 年	成人 1 日 7.5 g を 2〜3 回に分割し, 食前または食間に経口投与	なし	1.5 g/7.5 g	妊婦は控えたほうが望ましい	
25	桂枝茯苓丸	1986 年	成人 1 日 7.5 g を 2〜3 回に分割し, 食前または食間に経口投与	なし	なし	妊婦は控えたほうが望ましい	更年期障害に用いる
30	真武湯	1986 年	成人 1 日 7.5 g を 2〜3 回に分割し, 食前または食間に経口投与	なし	なし	妊婦は控えたほうが望ましい	
37	半夏白朮天麻湯	1986 年	成人 1 日 7.5 g を 2〜3 回に分割し, 食前または食間に経口投与	なし	なし	有益性が上回る場合	小児起立性調節障害にも効果あり
39	苓桂朮甘湯	1986 年	成人 1 日 7.5 g を 2〜3 回に分割し, 食前または食間に経口投与	なし	2.0 g/7.5 g	有益性が上回る場合	
47	釣藤散	1986 年	成人 1 日 7.5 g を 2〜3 回に分割し, 食前または食間に経口投与	なし	1.0 g/7.5 g	有益性が上回る場合	脳血流保持作用あり
61	桃核承気湯	1986 年	成人 1 日 7.5 g を 2〜3 回に分割し, 食前または食間に経口投与	なし	1.5 g/7.5 g	控えたほうが望ましい	
67	女神散	1986 年	成人 1 日 7.5 g を 2〜3 回に分割し, 食前または食間に経口投与	なし	1.0 g/7.5 g	有益性が上回る場合	血の道症
81	二陳湯	1986 年	成人 1 日 7.5 g を 2〜3 回に分割し, 食前または食間に経口投与	なし	1.0 g/7.5 g	有益性が上回る場合	
96	柴朴湯	1986 年	成人 1 日 7.5 g を 2〜3 回に分割し, 食前または食間に経口投与	なし	2.0 g/7.5 g	有益性が上回る場合	
105	通導散	1986 年	成人 1 日 7.5 g を 2〜3 回に分割し, 食前または食間に経口投与	なし	2.0 g/7.5 g	控えたほうが望ましい	
116	茯苓飲合半夏厚朴湯	1986 年	成人 1 日 7.5 g を 2〜3 回に分割し, 食前または食間に経口投与	なし	なし	有益性が上回る場合	
125	桂枝茯苓丸加薏苡仁	1987 年	成人 1 日 7.5 g を 2〜3 回に分割し, 食前または食間に経口投与	なし	なし	妊婦は控えたほうが望ましい	血の道症
127	麻黄附子細辛湯	1987 年	成人 1 日 7.5 g を 2〜3 回に分割し, 食前または食間に経口投与	なし	なし	妊婦は控えたほうが望ましい	

ることにしている. 本邦において開発されたメイロンは炭酸水素ナトリウム水溶液であり, 血流改善作用, 局所のアシドーシスの是正, 前庭系に対する抑制作用, 内リンパ水腫の軽減, 扁桃体での恐怖抑制のメカニズムが提唱されている[3]. また, 第 1 世代抗ヒスタミン薬はめまい改善作用を持つので, アタラックス–P 注射液も効果が期待でき

る. ヒドロキシジン塩酸塩として, 成人 1 回 25〜50 mg を必要に応じ 4〜6 時間ごとに静脈内注射するか, または点滴静注するが, めまい・ふらつき疾患に対しての適応はない.

一方, 嘔気・嘔吐が強い場合は内服ができないため, 嘔気・嘔吐対策は超急性期においてはめまい・ふらつきよりも迅速な対応が必要かもしれな

い．嘔気・嘔吐がある最中に内服薬は使えないので，メトクロプラミドの注射かドンペリドンの坐薬を使用するのが望ましい．往々にして超急性期にはすでに1号液や3号液でルートを確保されているため，筆者は側管からメトクロプラミドを静脈注射するのを好んで行っている．

2．急性期

超急性期を脱して嘔気・嘔吐が制御されれば，内服が可能となる．めまいを抑えるためにベタヒスチンメシル酸塩やジフェニドール，ATP・カリジノゲナーゼなどの循環改善薬などがよく用いられるが，表を参考にして薬剤選択を行っていただきたい．Minor tranquilizer はめまい・ふらつきに対する適応はないものの眼振抑制作用があるので，眼振が強い症例にはジアゼパムやロラゼパムなども併用するとよい．筆者は，BPPV 発作が激しい場合なかなか目を開けてもらえず患側と責任半規管が決まらないため，minor tranquilizer を服用させて眼振を減弱させてから再度眼振検査を行って患側を決定するようにしている．

ステロイドの使用については賛否両論ある．前庭神経核にはグルココルチコイド受容体があることが知られており何らかの作用を有する可能性があり，前庭神経炎に対する半規管麻痺の改善には効果がみられるものの[4]，その他の疾患については前庭代償を促進するという報告と促進しないという報告，めまい・ふらつきに効果があるという報告と効果がないという報告があり，未だ確たる結論は得られていない[5]．しかしながら，メニエール病発作のような急性感音難聴を併発する場合は，突発性難聴に準じて積極的にステロイド治療されることが多いように見受けられる．

3．亜急性期・慢性期

この時期は前庭代償の促進や再発の予防，不安などの随伴症状の抑制が主たる目的になってくる．したがって，投薬がかえって前庭代償の促進を遅らせることがあり，必ずしも投薬が有効とは限らないことに留意する必要がある．また，PPPD に移行している症例が一定数存在することは頭にとどめておくべきで[6]，そのような症例には従来型のめまい・ふらつきに対する薬物治療は効果が乏しい．正確に診断したうえで，SSRI やSNRI の投与に切り替えるか，心療内科や精神科への紹介も考慮したほうがいいかもしれない．

終わりに

めまい・ふらつきに対する治療の第一選択は薬物治療であることは言うまでもない．しかしながら，新薬開発に乏しい業界であることもあり，患者が効果がないと思っているのに漫然と同一薬を処方され続けている症例は少なくない．薬物効果が認められない場合は，他の薬剤に切り替えたり，生活指導を徹底したり，薬物以外の治療法に切り替えたりすることが大事だが，治療の根底にあるのは"正確な診断"である．正確な診断があってこそより適切な薬物治療ができることに留意したい．

参考文献

1) 大石了三：頭痛とめまいの治療薬一覧．臨床と研究，**87**：1102-1105，2010.
2) 石川和夫：診断に応じた薬物の選び方は？ JOHNS，**29**：1919-1923，2013.
3) 武田憲昭：空間識障害とめまい．宿題報告モノグラフ　前庭代償と平衡訓練—基礎から臨床への展開—：47-53，2020.
   Summary　メイロンの開発にまつわる逸話に加えて，メイロンの作用機序，推察されているメカニズムを説明している．また，動物実験を通じて新たに扁桃体に作用する抗不安作用を明らかにした．
4) Strupp M, Zingler VC, Arbusow V, et al：Methylprednisolone, valacyclovir, or the combination for vestibular neuritis. NEJM, **22**：354-361, 2004.
   Summary　前庭神経炎に対してメチルプレドニゾロン，バラシクロビルの単独および併用効果を2重盲検法で治験し，ステロイドには半規管麻痺改善効果があるもののバラシクロビルには全くないことを証明した．
5) 工田昌也：めまいに対する薬物カクテル療法．MB ENT，**120**：1-7，2010.
6) 堀井　新：持続性知覚性姿勢誘発めまい（PPPD）の診断と治療．日耳鼻会報，**123**：170-172，2020.

MB ENT, 256 : 57-61, 2021

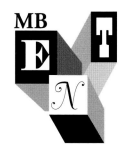

◆特集・めまい・ふらつき─QOL 向上をめざした診療─

めまい・ふらつきに対する リハビリテーション治療

中山明峰*1　蒲谷嘉代子*2

Abstract　前庭機能障害患者に対する前庭リハビリは 1944 年 Cawthorne T が，1946 年に Cooksey FS が初めて報告して以来，数多くの臨床研究が行われている．リハビリの介入方法には様々なものがあるものの，先行研究では，個々の患者の問題点や身体機能に応じて，個別のリハビリプログラムを治療者の監視のもとで行う方法を推奨している報告が多い．一方，前庭リハビリは一側性の内耳障害に対してデザインされたものであり，さらにその効果の EBM に対する疑問視がある．近年，慢性化するふわふわめまいなどを持続性知覚性姿勢誘発めまい(PPPD)として新たなる研究が始まった．PPPD に対して前庭リハビリが効果を示すかどうかについては今後の研究に期待する．

Key words　前庭(vestibular)，リハビリテーション(rehabilitation)，持続性知覚性姿勢誘発めまい(persistent postural-perceptual dizziness)，適合(adaptation)，慣れ(habituation)，代用(substitution)

はじめに

　前庭機能障害患者に対するリハビリテーション(前庭リハビリ)は，1944 年 Cawthorne T が，1946年に Cooksey FS が初めて報告して以来，数多くの臨床研究が行われており，姿勢安定性や固視機能，めまい感の改善に効果あることが報告されている[1]．

　一側あるいは両側の前庭機能障害は，頭部運動に対する前庭神経の反応性が低下することで，平衡障害や姿勢安定性の低下，動揺視を引き起こしめまい感が誘発される．さらに，めまい症状は，不安の増加や活動の制限などの心理社会的問題を引き起こすことで症状が増悪し，めまいの悪循環に陥る[2]．そこで前庭リハビリは，視線を固定した状態での頭部運動やめまい感を誘発する運動，困難なバランス課題などの繰り返しにより，前庭神経核や小脳などの中枢神経系における代償を促すこと[3]で，立位・歩行中の姿勢安定性や頭部運動中の固視機能を改善し，動作・活動に対する耐性を高めて，日常生活活動の制限を少なくすることを目的に行われる[4]．リハビリの介入方法には，エクササイズを集団で行う方法[5]や，小冊子を渡して自宅にて行ってもらう方法[6]など様々なものがある．先行研究では，個々の患者の問題点や身体機能に応じて，個別のリハビリプログラムを治療者の監視のもとで行う方法を推奨している報告が多い[7][8]．

　一方，前庭リハビリの EBM(evidence-based medicine)に対する疑問視がある．また，世界に比べ本邦ではその導入がかなり遅れている．前庭リハビリは果たして EBM として有効であるか，内耳障害のないふわふわめまいに対して効果を示すのか，これらのことについて検討したい．

前庭リハビリに EBM の根拠はあるのか

　オーストリアのグループ McDonnell MN と Hillier SL[9]は，2015 年までに世界で報告された前

*1　Nakayama Meiho, 〒 450-8505 愛知県名古屋市中村区名駅 1-2-4　仁愛診療所名駅睡眠医療センター長
*2　Kabaya Kayoko, 名古屋市立大学耳鼻咽喉科，助教

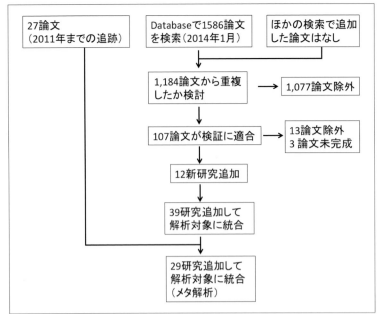

図 1.
McDonnell MN と Hillier SL が 2015
年に世界で報告されためまいに対す
る前庭リハビリの論文に EBM がある
か，を検証した流れ

表 1. McDonnell MN と Hillier SL が検証しためまいに対する前庭リハビリの
治療効果のまとめ

1. 一側性前庭障害症例において，前庭リハビリは安全であり，無作為化比較試験において効果
を示す中等度〜強度の根拠がある．
2. 中等度の一側性前庭障害症例について，前庭リハビリは症状と機能改善に中等度の根拠が
ある．
3. 個々の病巣診断をした BPPV 症例について，治療後短期間の判定では確定診断に基づいた
特有の治療法(physical(repositioning)maneuvers)は，一般の運動療法に基づいた前庭リハ
ビリよりもより効果を示す．ただし，治療後長期間の判定では両者に差はない．
4. 前庭リハビリの異なるプログラムにおいて，治療効果の有意差はない．

庭リハビリの論文のうち，医学的根拠に基づいた
論文から治療効果について報告された症例を抜き
取り，それらを総合して前庭リハビリに EBM は
あるかどうかについて検証した．この報告からま
ず驚かされることは 2015 年までに報告された
1,586 論文中，研究デザインが適切になされ，医
学的根拠に基づき，メタ解析に耐えうる症例を掲
載している論文はわずか 29 論文であった．つま
り，世界で報告された前庭リハビリの論文におい
て，現状 EBM の検証に耐えうるものは約 2% の
みであった(図 1)．

さらに，McDonnell MN と Hillier SL の検証に
より前庭リハビリの EBM について，以下の見解
が報告された(表 1)．第 1 に，一側性前庭障害症
例において，前庭リハビリは安全であり，無作為
化比較試験において効果を示す中等度〜強度
(moderate to strong)の根拠があること．第 2 に，
中等度の一側性前庭障害症例について，前庭リハ
ビリは症状と機能改善に中等度の根拠があるこ
と．第 3 に，個々の病巣診断をした BPPV 症例に
ついて，治療後短期間の判定では確定診断に基づ
いた特有の治療法(physical(repositioning)
maneuvers)は，一般の運動療法に基づいた前庭
リハビリよりもより効果を示すこと．ただし，治
療後長期間の判定では両者に差はないこと．第 4
に，前庭リハビリの異なるプログラムにおいて，
治療効果の有意差はないこと．

これらのことを踏まえて，武田は前庭リハビリ
の EBM について，いくつか問題点を提起してい
る[10]．平衡訓練法は標準化されていないなか，日
本めまい平衡医学会は平衡訓練の基準を提案し，
前庭動眼反射の利得変化を誘導するものと前庭脊
髄反射を用いた平衡訓練を提案している．しか
し，前者は周波数特異的である難点と姿勢の安定
に効果が明白ではない点，後者は他覚所見の改善
に効果が乏しい点を問題に挙げている．

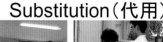

・理学療法士がマンツーマンで行う。
・頻　度：1回/週、40分/回
・患者の身体機能・症状の誘発される動作を評価
・個別のホームエクササイズプログラムを自宅にて
　行ってもらう

Adaptation（順応）　　　　Habituation（慣れ）　　　　Substitution（代用）

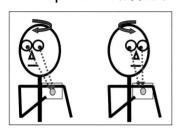 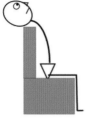 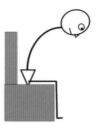 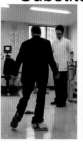 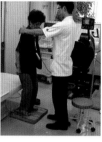

図 2.
筆者らで施行している前庭リハビリのプログラムは，適合（adaptation），慣れ（habituation）と代用（substitution）の三要素を考慮した内容で実行している

前庭リハビリの EBM を立証するための一工夫

　McDonnell MN と Hillier SL[9]の検証は，世界に報告された多くの前庭リハビリ論文は研究デザインが正しく述べられておらず，現時点 EBM を強く立証するには今後の努力が必要だと報告した．また，多くの論文には，施行時と報告時の偏り（bias）がみられると述べている．報告時の偏りについては，今後行われる研究は EBM に基づいたデザインを行い，多施設で行う必要性が要求されている．一方，施行時の偏りについて，本邦では特に医師主導の前庭リハビリがなされている傾向にあり，患者から医師への精神的依存などを考慮すると，強い偏りが存在することは否めない．医療業務が多忙のなか，医師主導では前庭リハビリが普遍していない本邦において，さらにめまいの前庭リハビリ治療効果に対する解明が遅れることを懸念する．そのため，筆者らは医師が臨床診断を行い，理学療法士に前庭リハビリの指示をし，一定期間施行し，効果判定は医師が行う方法を行っている．

　前庭リハビリのプログラムについては，Cawthorne T と Cooksey FS の原著を基本に参考し，その三要素である適合（adaptation），慣れ（habituation）と代用（substitution）を考慮した内容で実行している．患者の身体機能や症状が誘発される動作などを評価し，その結果に基づいて，理学療法士による40分間の個別指導を週に1度の頻度で行う．指導時間内でのトレーニングの他に，自宅で行える個別のホームエクササイズを行ってもらうよう指導している．エクササイズの内容としては，1点を固視したまま頭部を動かすなどの「適合」や苦手な頭部運動を繰り返すなどの「慣れ」を行い，さらに他の機能で代償させてバランス能力を向上させるために，回転動作の多い8の字歩行をなるべく速く行う練習や柔らかいマットの上での閉眼立位保持や足踏み運動，頭部運動など，困難な課題の練習を行う「代用」を実行している．ホームエクササイズは各運動につき1クール1～2分連続して行い，1日5セット程度行うよう指導し，運動に対する恐怖心が強い場合は少ない運動時間およびセット数から始めて徐々に増やしていくよう指導した．運動の習熟度に合わせて，段階的に動作の難易度をあげ，より日常生活動作に近い複合的な運動を増やすようにした（図2）．それぞれ異なる前庭リハビリプログラムが治療効果に

表 2. ICD-11 から抜粋した持続性知覚性姿勢誘発めまいの診断

> ・持続性の非回転性浮遊性めまい，不安定感，またその両方で，3ヶ月以上持続している．
> ・症状はたいていの日に存在し，1日を通して増悪してことが多いが，増悪したり軽快したりすることもある．
> ・この疾患の患者は，身体を起こした姿勢のとき，動作や複雑な視覚刺激に曝露されたとき，能動的あるいは受動的な頭部動作の際に，症状の悪化を自覚する．
> ・典型的には，この疾患は急性または挿話性の，前庭問題あるいは平衡関連問題の発生に引き続いて生じる．
> ・症状は間欠的に始まることがあり，その後固定化していく．漸進的な発症は稀である．

及ぼす影響について，有意差はないと結論づけられている．

持続性知覚性姿勢誘発めまい治療への期待

前庭リハビリは，主に一側性の内耳障害を対象に治療する研究として行われてきた．ところが近年，ふわふわする症状が長期間続くめまい患者が増加し，発症は一側性内耳障害であったとしても，そのふわふわする感覚は原疾患との関連性は不明で，治療に難渋する．これらの患者は心因性素因が関連すると言われてきたが，新しい病態として，2018 年改訂の WHO 国際疾病分類 ICD-11 に PPPD(persistent postural-perceptual dizzines；持続性知覚性姿勢誘発めまい)として新規収載された[11][12]．めまいの国際学会である Bárány Society が発表した診断基準[13]によると，PPPD は 3ヶ月以上持続する浮遊感，不安定感，非回転性めまいを主訴とし，症状は立位姿勢・歩行，能動的あるいは受動的な体動，動くものや複雑な視覚パターンを見た時に増悪し，前庭疾患を中心とする何らかの平衡障害に続発するとしている．器質的前庭疾患や精神疾患を合併することもあるが，それらでは症状を説明できないときに PPPD と診断する．現時点で PPPD に特異的な平衡機能検査異常や脳画像検査異常はなく，機能性疾患と考えられている．

2019 年 1 月 1 日〜10 月 31 日まで，めまいを主訴に耳鼻咽喉科を受診し，問診票を元にしたデータベースよりめまい疾患頻度，PPPD の先行するめまいを検討した 46 症例の自家データより，PPPD に先行した疾患，つまり PPPD を誘発した可能性のある疾患としてもっとも多かったのはメニエール病(27%)，続いて内耳性めまい(16.7%)，そして全体の約 7 割が耳鼻科疾患であった．このことから，PPPD は耳鼻科疾患，内耳疾患が慢性化している間に，それらと異なる別の病態として形成された可能性がある．

PPPD の治療に対して，薬物投与(SSRI/SNRI)[14]，前庭リハビリ[15]や認知行動療法[16]の有用性が報告されている．前述したことを考慮すると，前庭リハビリの治療 EBM がまだ疑われているなか，直ちに新しい病態である PPPD に対してその効果を述べるに至るだけの根拠はない．もし，これまで内耳障害に対して効果を示すと思われた前庭リハビリが PPPD に対して効果を示す結果となれば，前庭リハビリは果たして機能改善のためのリハビリテーションなのか，認知行動療法としての効果なのか，さらなる疑問が高まることとなる．今後も PPPD 患者数の増加が見込まれるなか，PPPD への解明はまだ始まったばかりである．現時点，世界の EBM に基づく前庭リハビリの研究が約 2%であることは，逆にこれから EBM に対するしっかりしたデザインのもとで，前向き研究を行う必要性がある．

引用文献

1) Hillier SL, McDonnell M：Vestibular rehabilitation for unilateral peripheral vestibular dysfunction. Cochrane Database Syst Rev. Feb 16；(2)：CD005397. doi：10.1002/14651858.CD005397.pub3, 2011.
2) Yardley L：Overview of psychologic effects of chronic dizziness and balance disorders. Otolaryngol Clin North Am, **33**(3)：603-616, 2000.
3) Strupp M, Arbusow V, Maag KP, et al：Vestibular exercises improve central vestibulospinal compensation after vestibular neuritis. Neurology, **51**：838-844, 1998.

4) Herdman SJ：Advances in the Treatment of Vestibular Disorders. Phys Ther, **77**：602-618, 1997.

5) 新井基洋, 吉富　愛, 伊藤敏孝ほか：めまい集団リハビリテーションの治療成績(第1報)―身体機能検査と心理学的検査を用いて―. Equilibrium Res, **69**(4)：225-235, 2010.

6) Yardley L, Kirby S：Evaluation of Booklet-Based Self-Management of Symptoms in Ménière Disease：A Randomized Controlled Trial. Psychosom Med, **68**：762-769, 2006.

7) Szturm T, Ireland DJ, Lessing-Turner M：Comparison of different exercise programs in the rehabilitation of patients with chronic peripheral vestibular dysfunction. J Vestib Res, **4**：461-479, 1994.

8) Kao CL, Chen LK, Chern CM, et al：Rehabilitation outcome in home-based versus supervised exercise programs for chronically dizzy patients. Arch Gerontol Geriatr, **51**(3)：264-267, 2010.

9) McDonnell MN, Hillier SL：Vestibular rehabilitation for unilateral peripheral vestibular dysfunction. Cochrane Database Syst Rev, 13：1：CDCD005397. doi：10.1002/14651858.CD005397.pub4, 2015.
　Summary　前庭リハビリのめまい治療に対する EBM に基づいた効果として2％しかないとショッキングな解析をした論文.

10) 武田憲昭：めまいのリハビリテーション：耳石置換法と平衡訓練の現状と EBM. 日耳鼻会報, **119**：358-359, 2016.
　Summary　めまいに対するリハビリテーション効果のみならず, 本邦が抱える医療事情につ

いても解説.

11) 堀井　新：持続性知覚性姿勢誘発めまい(PPPD)の診断と治療. 日耳鼻会報, **123**：170-172, 2020.
　Summary　PPPD の歴史的なこと, 診断と治療について教育的に記された論文.

12) https://icd.who.int/en
　Summary　ICD-11 が記されたホームページを示す.

13) Staab JP, Eckhardt-Henn A, Horii A, et al：Diagnostic criteria for persistent postural-perceptual dizziness(PPPD)：Consensus document of the Committee for the Classification of Vestibular Disorders of the Bárány Society. J Vestib Res, **27**：191-208, 2017.

14) Popkirov S, Stone J, Holle-Lee D：Treatment of persistent postural-perceptual dizziness(PPPD) and related disorders. Curr Treat Options Neurol, **20**：50, 2018.
　Summary　PPPD に対する薬物治療について記した論文.

15) Nada EH, Ibraheem OA, Hassaan MR：Vestibular reha-bilitation therapy outcomes in patients with persistent postural-perceptual dizziness. Ann Otol Rhinol Laryngol, **128**：323-329, 2019.
　Summary　PPPD に対する前庭リハビリについて記した論文.

16) Holmberg J, Karlberg M, Harlacher U, et al：Treatment of phobic postural vertigo：a controlled study of cognitive-behavioral therapy and self-controlled desensitization. J Neurol, **253**：500-506, 2006.
　Summary　PPPD に対する認知行動療法について記した論文.

MB ENT, 256：62-66, 2021

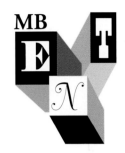

◆特集・めまい・ふらつき―QOL 向上をめざした診療―

めまい・ふらつきに対する新規治療

藤本千里*

Abstract 末梢前庭障害を主要因とする体平衡機能障害に対する治療は，平衡訓練（前庭リハビリテーション）が一定の効果をもたらすが，高齢者の前庭障害や，両側前庭障害などの重症例においては，その効果は限定的と考えられている．近年，前庭障害による難治性のふらつきに対する新規治療法の開発が進められている．人工前庭およびノイズ前庭電気刺激（nGVS）は，前庭入力を高める目的で開発されている．小脳皮質領域に対する経頭蓋直流電気刺激（tDCS）は，前庭代償を高める目的で開発されている．感覚代行システムは，低下した前庭機能の代わりに前庭平衡覚以外の感覚を通じて情報を伝える目的で開発されている．これらの新規治療法候補については，治療効果のエビデンスレベルを高めるためにさらなる研究の進展が期待される．

Key words 末梢前庭障害（peripheral vestibulopathy），人工前庭（vestibular implant），ノイズ前庭電気刺激（noisy galvanic vestibular stimulation；nGVS），経頭蓋直流電気刺激（transcranical direct current stimulation；tDCS），感覚代行（sensory substitution）

はじめに

末梢前庭障害は平衡感覚の受容器である前庭器官およびその支配神経である前庭神経が障害を受けることによって生じる疾患である．急性の障害では，回転性めまいに代表されるようなめまい発作を主たる症状とする．一方，慢性の障害においては，無症状で経過する例も多いが，一部の患者では体平衡機能障害をもたらし，持続性のふらつきや歩行困難などの症状を呈する（表1）．特に，両側前庭障害では，立位歩行時の持続性のふらつきは，主たる症状である[1)2)]．また，前庭障害は高齢者の平衡障害の主要因の１つであり，骨折や転倒のリスクを高める可能性がある．

末梢前庭障害を主要因とする体平衡機能障害に対する治療は，平衡訓練（前庭リハビリテーション）が一定の効果をもたらすことが知られている（表2）．平衡訓練は非侵襲的であり，最初に選択される治療法であるが，特に高齢者の前庭障害

表 1．末梢前庭障害患者が持続性のふらつきを呈する主な要因

| 両側性の末梢前庭障害 |
| 高齢者の末梢前庭障害 |
| 前庭代償不全 |
| 他疾患の合併 |

や，両側前庭障害などの重症例においては，その効果は限定的と考えられている．本稿では，前庭障害による難治性のふらつきに対する新規治療法の候補として開発が進められている，人工前庭，ノイズ前庭電気刺激（noisy galvanic vestibular stimulation；nGVS），感覚代行システム，経頭蓋直流電気刺激（transcranial direct current stimulation；tDCS）について述べることにする（表2）．

人工前庭

近年，欧米において，両側前庭障害に対する新たな治療法の候補として，高度難聴に対する人工

* Fujimoto Chisato，〒 113-8655 東京都文京区本郷 7-3-1 東京大学医学部耳鼻咽喉科学教室，特任講師

表 2. 末梢前庭障害による慢性的なふらつきの治療法
（開発中のものも含む）

平衡訓練（前庭リハビリテーション） 人工前庭 ノイズ前庭電気刺激（noisy galvanic vestibular stimulation；nGVS） 感覚代行システム 　体性感覚によるもの（触覚，振動覚） 　特殊感覚によるもの（聴覚） 経頭蓋直流電気刺激（transcranial direct current stimulation；tDCS）

内耳（人工蝸牛）治療から着想を得た人工前庭の研究が進められている[3]．人工前庭は，患者の頭部に固定されたモーションセンサーと，受信した運動情報を電気信号に変換する電子部品（プロセッサーと刺激装置）で構成され，電気刺激が前庭神経終末付近に埋め込まれた電極を介して脳に送信される．

人工前庭において，ヒトを対象とする研究が行われるようになったのは，2000 年代に入ってからである．まず，適切な電極の埋込部位の決定を目的とした研究では，迷路を開窓せずに膨大部神経付近に電極を留置する方法と，迷路を開窓し，半規管膨大部に電極を留置する方法の両者が開発された．そして，各半規管を電気刺激することにより引き起こされる前庭系の反応は，眼球運動を介して確認された．人工前庭の最初の患者への埋込は 2007 年に行われた[3]．この装置は，後膨大部神経に配置された 1 つの前庭電極を有しており，ヒトが人工前庭によるベースラインの電気的活動に迅速に適応することを，眼振の解析にて確認した．現在，欧米の研究グループでは，人工前庭のプロトタイプを装着し，様々な臨床試験を行っている．これまで，人工前庭による前庭眼反射の回復が報告されている[4]．また，従来の人工前庭で刺激している器官は半規管のみで耳石器の刺激は困難であったが，両側前庭障害患者に対し耳石器の電気刺激によりふらつきの改善が認められたという報告も近年認められる[5]．

この治療法は，手術が必要で難聴や顔面神経麻痺などの合併症のリスクが生じうる侵襲的な方法である．特に，特発性両側性末梢前庭機能低下症（idiopathic bilateral vestibulopathy；IBV）のような，難聴を伴わない前庭障害患者に対しては，慎重に検討されなければならない．

ノイズ前庭電気刺激（nGVS）

nGVS は，耳後部に貼付した電極から末梢前庭系にノイズ電流を印加させるという手法である．nGVS は，適度なノイズにより微弱な入力信号の非線形系の応答が増強される確率共振現象との関連が想定されており，健常者の起立循環応答を改善させたり，神経変性疾患患者の自律神経機能を改善させたりするというような，生理的効果の報告がなされているが[6]，近年，前庭障害を主要因とする難治性の体平衡機能障害に対する新規治療法としての研究が，国内外で進んでいる．

静的体平衡に対する nGVS の刺激中の効果については，痛みや不快感が生じない程度の微弱な nGVS 刺激の立位姿勢の安定性に及ぼす影響を重心動揺検査にて検討したところ，健常者および両側前庭障害患者の多くにおいて，身体動揺所見を改善させることが示された[7]．しかし，至適の電流刺激強度（最適刺激）を超えて強い刺激を印加させると体平衡はかえって悪化した．すなわち，nGVS による姿勢制御は，確率共振的挙動を示すことが明らかとなった．

動的体平衡に対する刺激中の効果については，健常者および両側前庭障害患者の歩行安定性に及ぼす影響を，トレッドミルを用いて異なる速度で検討したところ，nGVS は，歩行のばらつきを時空間的に減少させ，より規則的で安定した歩行をもたらすことが示された[8]．また，両側前庭障害患者に対する歩行速度の増加や，ステップ時間の短縮，歩幅の増加をもたらすという報告もある[9]．

一方で，nGVS による体平衡機能においては，刺激を停止してもその効果が持続するという現象

が，健常者や両側前庭障害患者において報告されている[10][11]．刺激を停止してもその効果が数時間持続するという現象は，刺激中の効果のメカニズムとして想定されている確率共振現象では説明不能な新しい現象であり，常に電流の刺激をしなくても体のバランスの改善が持続することを示しており，今後の実臨床への応用に向けて意義の高い成果と考えられた．

これまでの知見により，nGVSの体平衡改善効果には，刺激中の効果と刺激終了後に持続する効果が存在することが示され，nGVSに対する姿勢制御系の応答は，刺激中は機能が亢進し停止すれば機能が消失するという単純な応答ではないことが明らかになりつつあるが，そのメカニズムは未だ明らかになっていない．今後は，治験による前庭障害に対するnGVSの治療効果のエビデンスの確立およびヒトを対象にした研究で示された効果のメカニズムに迫る基礎研究の発展が期待される．

経頭蓋直流電気刺激(tDCS)

tDCSは，頭蓋の外から大脳に対して直流電気刺激を与える方法として開発され，特定の刺激条件に応じて大脳皮質の興奮を増減させることが知られている，非侵襲的な脳刺激法である．また，小脳皮質領域に対するtDCS(transcranial cerebellar direct current stimulation；tcDCS，経頭蓋小脳直流電気刺激)の効果も検討されており，姿勢制御系における効果については，極性を変化させることにより健常者の運動適応を変化させるという報告がある[12]．また，立位姿勢制御のtcDCSの効果については極性依存性であり，健常者の陰極刺激は，身体動揺の速度を変化させるという報告がある[13]．一側前庭障害患者の慢性的なふらつきに対し，tcDCSが前庭リハビリテーションの効果を促進させるかについて検討した臨床研究も報告されている[14]．前庭リハビリテーションとtcDCSの併用群と，前庭リハビリテーションと偽刺激の併用群をランダム化比較したところ，前者において，Dizziness Handicap Inventoryスコア

が有意に改善したという結果であった．前庭代償に重要な役割を果たす小脳にtcDCSを行うことで，難治性めまいのリハビリテーション治療の促進効果が期待される．

感覚代行システム

感覚代行の研究は，まず視覚を触覚で代用するシステムの開発が行われた．このシステムは，画像イメージを取り込み触覚刺激に変換して被験者の背部に提示するというものであった．以後，感覚代行技術を用いた研究は，主として視覚系や聴覚系で進められ，視覚障害者や聴覚障害者への応用がなされてきた．

前庭平衡覚における感覚代行システムは，センサーから得られた平衡情報を，触覚や振動覚といった体性感覚，または聴覚に置換して入力することにより，体平衡を改善させることを目的とし，様々なインターフェイスの開発が進められている(表2)．

体性感覚については，頭部や体部に装着した加速度センサーから得られた平衡情報を振動刺激に置換し，腰部や下顎に伝えるという装置が開発されている．前庭障害を含む慢性的な平衡障害患者に対して，加速度情報を変換した振動刺激を腰部に伝える感覚代行システムを用いた前庭リハビリテーションプログラムの効果を検討した，多施設共同二重盲検プラセボ対照比較試験にて，静的および動的体平衡を改善させたという報告がある[15]．また，加速度センサーからの平衡情報をプロセッサーで符号化し，舌の触覚ディスプレイに電気信号として送り，舌の触覚を用いて代行入力するという方法も開発されている．この装置の，前庭障害患者に対する体平衡改善効果が示されている[16]．

一方，聴覚については，加速度センサーからステレオ音響のピッチとボリュームで体偏倚の方向と程度を知らせる感覚代行システムが開発されている．両側前庭障害患者に対する聴覚前庭置換による体平衡機能改善効果が報告されている[17]．

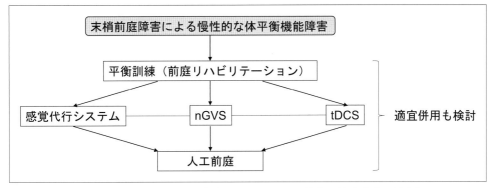

図 1. 末梢前庭障害による慢性的なふらつきに対する治療戦略の将来像

おわりに

　以上, 末梢前庭障害による難治性のふらつきに対する新規治療法の候補について概説した. 図 1 に前庭リハビリテーションとこれら新規治療法候補も含めた, 治療戦略の将来像を示す. 人工前庭およびnGVSは前庭入力を高める目的で用いられる. 人工前庭は装置を身体に埋め込む治療法であり, 手術が必要であるという点で侵襲的である. nGVSは手術が不要である点, ふらつきに効果的である電流強度は刺激や痛みを感じない程度のものである点から, 非侵襲的な治療法である. よって, 両者の使用順については, まずnGVSから試すという順になる. 一方, 小脳皮質領域に対するtDCSは前庭代償を高める目的で用いられ, 感覚代行システムは低下した前庭機能の代わりに前庭平衡覚以外の感覚を通じて情報を伝える目的で用いられる. これらの新しい治療法については, 治療効果のエビデンスレベルを高めるためにさらなる研究の発展が期待される.

文　献

1) Fujimoto C, Yagi M, Murofushi T：Recent advances in idiopathic bilateral vestibulopathy：a literature review. Orphanet J Rare Dis, **14**：202, 2019.
　Summary 特発性両側性末梢前庭機能低下症に関するレビュー論文である.
2) Zingler VC, Cnyrim C, Jahn K, et al：Causative factors and epidemiology of bilateral vestibulopathy in 255 patients. Ann Neurol, **61**：524–532, 2007.
3) Guyot JP, Perez Fornos A：Milestones in the development of a vestibular implant. Curr Opin Neurol, **32**：145-153, 2019.
　Summary 人工前庭の開発の歩みに関するレビュー論文である.
4) van de Berg R, Guinand N, Nguyen TA, et al：The vestibular implant：frequency-dependency of the electrically evoked vestibulo-ocular reflex in humans. Front Syst Neurosci, **8**：255, 2014.
5) Ramos Macias A, Ramos de Miguel A, Rodriguez Montesdeoca I, et al：Chronic Electrical Stimulation of the Otolith Organ：Preliminary Results in Humans with Bilateral Vestibulopathy and Sensorineural Hearing Loss. Audiol Neurootol, **25**：79-90, 2020.
6) Yamamoto Y, Struzik ZR, Soma R, et al：Noisy vestibular stimulation improves autonomic and motor responsiveness in central neurodegenerative disorders. Ann Neurol, **58**：175-181, 2005.
7) Iwasaki S, Yamamoto Y, Togo F, et al：Noisy vestibular stimulation improves body balance in bilateral vestibulopathy. Neurology, **82**：969-975, 2014.
　Summary 微弱なノイズ前庭電気刺激が, 健常者および両側前庭障害患者の身体動揺所見を改善させることを示した論文である.
8) Wuehr M, Nusser E, Decker J, et al：Noisy vestibular stimulation improves dynamic walking stability in bilateral vestibulopathy. Neurology, **86**：2196-2202, 2016.
9) Iwasaki S, Fujimoto C, Egami N, et al：Noisy vestibular stimulation increases gait speed in normals and in bilateral vestibulopathy. Brain Stimul, **11**：709-715, 2018.
10) Fujimoto C, Yamamoto Y, Kamogashira T, et al： Noisy galvanic vestibular stimulation

induces a sustained improvement in body balance in elderly adults. Sci Rep, **6**：37575, 2016.

Summary　ノイズ前庭電気刺激が，刺激終了後も身体動揺所見の改善効果が持続することを示した論文である．

11）Fujimoto C, Egami N, Kawahara T, et al：Noisy Galvanic Vestibular Stimulation Sustainably Improves Posture in Bilateral Vestibulopathy. Front Neurol, **9**：900, 2018.

12）Jayaram G, Tang B, Pallegadda R, et al：Modulating locomotor adaptation with cerebellar stimulation. J Neurophysiol, **107**：2950-2957, 2012.

13）Inukai Y, Saito K, Sasaki R, et al：Influence of Transcranial Direct Current Stimulation to the Cerebellum on Standing Posture Control. Front Hum Neurosci, **10**：325, 2016.

14）Koganemaru S, Goto F, Arai M, et al：Effects of vestibular rehabilitation combined with transcranial cerebellar direct current stimulation in patients with chronic dizziness：An exploratory study. Brain Stimul, **10**：576-578, 2017.

Summary　一側前庭障害患者の慢性的なふらつきに対し，前庭リハビリテーションに tcDCS を組み合わせることにより，自覚的めまい症状が改善したことを示した論文である．

15）Basta D, Rossi-Izquierdo M, Soto-Varela A, et al：Efficacy of a vibrotactile neurofeedback training in stance and gait conditions for the treatment of balance deficits：a double-blind, placebo-controlled multicenter study. Otol Neurotol, **32**：1492-1499, 2011.

Summary　傾き情報を変換した振動刺激を腰部から身体に与えるシステムを用い，慢性的な平衡障害患者の体平衡を改善させたことを示した論文である．

16）Yamanaka T, Sawai Y, Murai T, et al：Long-term effects of electrotactile sensory substitution therapy on balance disorders. Neuroreport, **27**：744-748, 2016.

17）Dozza M, Chiari L, Horak FB：Audio-biofeedback improves balance in patients with bilateral vestibular loss. Arch Phys Med Rehabil, **86**：1401-1403, 2005.

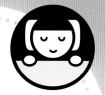

好評書

読めばわかる！
臨床不眠治療
―睡眠専門医が伝授する不眠の知識―

著 **中山明峰** 名古屋市立大学睡眠医療センター長

2019 年 6 月発行　B5 判　96 頁　定価 3,300 円（本体 3,000 円＋税）

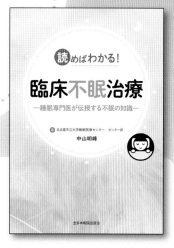

CONTENTS

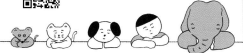

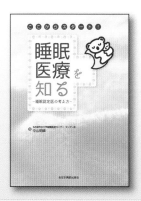

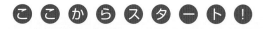

ここからスタート！
睡眠医療を知る
―睡眠認定医の考え方―

CONTENTS

著 **中山明峰** 名古屋市立大学睡眠医療センター長

2017 年 6 月発行　B5 判　136 頁
定価 4,950 円（本体 4,500 円＋税）

全日本病院出版会

〒113-0033 東京都文京区本郷 3-16-4　Tel:03-5689-5989
www.zenniti.com　　　　　　　　　　　Fax:03-5689-8030

メニエール病
─押さえておきたい 診断・治療のコツ─

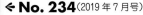
鼻出血
の対処法

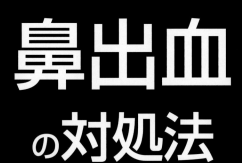

Monthly Book

ENTONI
エントーニ

編集主幹

小林　俊光（仙塩利府病院耳科手術センター長）

曾根三千彦（名古屋大学教授）

通常号定価2,750円（本体2,500円＋税）

小児の
反復性症例に
どう対応するか

子どもの
睡眠・呼吸障害
─病態・合併症・治療─

全日本病院出版会

〒113-0033 東京都文京区本郷 3-16-4　Tel：03-5689-5989

www.zenniti.com　　Fax：03-5689-8030

2019-2021
全国の認定医学書専門店一覧

北海道・東北地区

北海道	東京堂書店・北24条店
	昭和書房
宮 城	アイエ書店
秋 田	西村書店・秋田支店
山 形	髙陽堂書店

関東地区

栃 木	廣川書店・獨協医科大学店
	廣川書店・外商部
	大学書房・獨協医科大学店
	大学書房・自治医科大学店
群 馬	廣川書店・高崎店
	廣川書店・前橋店
埼 玉	文光堂書店・埼玉医科大学店
	大学書房・大宮店
千 葉	志学書店
東 京	文光堂書店・本郷店
	文光堂書店・外商部
	文光堂書店・日本医科大学店
	医学堂書店
	稲垣書店
	文進堂書店
	帝京ブックセンター（文進堂書店）
	文光堂書店・板橋日大店
	文光堂書店・杏林大学医学部店
神奈川	鈴文堂

東海・甲信越地区

山 梨	明倫堂書店・甲府店
長 野	明倫堂書店
新 潟	考古堂書店
	考古堂書店・新潟大学医歯学総合病院店
	西村書店
静 岡	ガリバー・浜松店
愛 知	大竹書店
	ガリバー・名古屋営業所
三 重	ワニコ書店

近畿地区

京 都	神陵文庫・京都営業所
	ガリバー・京都店
	辻井書院
大 阪	神陵文庫・大阪支店
	神陵文庫・大阪サービスセンター
	辻井書院・大阪歯科大学天満橋病院売店
	関西医書
	神陵文庫・大阪大学医学部病院店
	神陵文庫・大阪医科大学店
	ワニコ書店
	辻井書院・大阪歯科大学楠葉学舎売店
	神陵文庫・大阪府立大学羽曳野キャンパス店
兵 庫	神陵文庫・本社
奈 良	奈良栗田書店・奈良県立医科大学店
	奈良栗田書店・外商部
和歌山	神陵文庫・和歌山営業所

中国・四国地区

島 根	島根井上書店
岡 山	泰山堂書店・鹿田本店
	神陵文庫・岡山営業所
	泰山堂書店・川崎医科大学店
広 島	井上書店
	神陵文庫・広島営業所
山 口	井上書店
徳 島	久米書店
	久米書店・医大前店

九州・沖縄地区

福 岡	九州神陵文庫・本社
	九州神陵文庫・福岡大学医学部店
	井上書店・小倉店
	九州神陵文庫・九州歯科大学店
	九州神陵文庫・久留米大学医学部店
熊 本	金龍堂・本荘店（外商）
	金龍堂・まるぶん店
	九州神陵文庫・熊本出張所（外商）
	九州神陵文庫・熊本大学医学部病院店
大 分	九州神陵文庫・大分営業所
	九州神陵文庫・大分大学医学部店
宮 崎	田中図書販売（外商）
	メディカル田中
鹿児島	九州神陵文庫・鹿児島営業所

＊医学書専門店の全店舗（本・支店, 営業所, 外商部）が認定店です。各書店へのアクセスは本協会ホームページから可能です。

2020.10作成

日本医書出版協会では上記書店を医学書の専門店として認定しております。本協会認定証のある書店では，医学・看護書に関する専門的知識をもった経験豊かな係員が皆様のご購入に際して，ご相談やお問い合わせに応えさせていただきます。

　また正確で新しい情報を常にキャッチし，見やすい商品構成などにも心がけて皆様をお迎えいたします。医学書・看護書をご購入の際は，お気軽に，安心して認定店をご利用賜りますようご案内申し上げます。

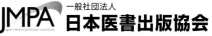

JMPA 一般社団法人
日本医書出版協会
https://www.medbooks.or.jp/

〒113-0033
東京都文京区本郷5-1-13 KSビル7F
TEL (03)3818-0160　　FAX (03)3818-0159

FAX による注文・住所変更届け

2015 年 1 月

改定：2015 年 1 月

　毎度ご購読いただきましてありがとうございます.

　読者の皆様方に小社の本をより確実にお届けさせていただくために，FAX でのご注文・住所変更届けを受けつけております. この機会に是非ご利用ください.

◇ご利用方法

　FAX 専用注文書・住所変更届は，そのまま切り離して FAX 用紙としてご利用ください. また，注文の場合手続き終了後，ご購入商品と郵便振替用紙を同封してお送りいたします. **代金が 5,000 円をこえる場合，代金引換便とさせて頂きます.** その他，申し込み・変更届けの方法は電話，郵便はがきも同様です.

◇代金引換について

　本の代金が 5,000 円をこえる場合，代金引換とさせて頂きます. 配達員が商品をお届けした際に，現金またはクレジットカード・デビットカードにて代金を配達員にお支払い下さい(本の代金＋消費税＋送料). (※年間定期購読と同時に 5,000 円をこえるご注文を頂いた場合は代金引換とはなりません. 郵便振替用紙を同封して発送いたします. 代金後払いという形になります. 送料は定期購読を含むご注文の場合は頂きません)

◇年間定期購読のお申し込みについて

　年間定期購読は，1 年分を前金で頂いておりますため，代金引換とはなりません. 郵便振替用紙を本と同封または別送いたします. 送料無料，また何月号からでもお申込み頂けます.

　毎年末，次年度定期購読のご案内をお送りいたしますので，定期購読更新のお手間が非常に少なく済みます.

◇住所変更届けについて

　年間購読をお申し込みされております方は，その期間中お届け先が変更します際，必ずご連絡下さいますようよろしくお願い致します.

◇取消，変更について

　取消，変更につきましては，お早めに FAX，お電話でお知らせ下さい.

　返品は，原則として受けつけておりませんが，返品の場合の郵送料はお客様負担とさせていただきます. その際は必ず小社へご連絡ください.

◇ご送本について

　ご送本につきましては，ご注文がありましてから約 1 週間前後とみていただきたいと思います. お急ぎの方は，ご注文の際にその旨をご記入ください. 至急送らせていただきます. 2〜3 日でお手元に届くように手配いたします.

◇個人情報の利用目的

　お客様から収集させていただいた個人情報，ご注文情報は本サービスを提供する目的(本の発送，ご注文内容の確認，問い合わせに対しての回答等)以外には利用することはございません.

　その他，ご不明な点は小社までご連絡ください.

株式会社 **全日本病院出版会**　〒113-0033 東京都文京区本郷 3-16-4-7 F
電話 03(5689)5989　FAX03(5689)8030　郵便振替口座 00160-9-58753

年　　月　　日

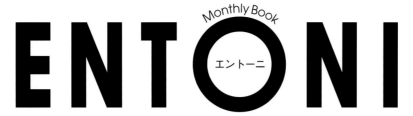

FAX 専用注文書

「Monthly Book ENTONI」誌のご注文の際は，このFAX専用注文書もご利用頂けます．また電話でのお申し込みも受け付けております．
毎月確実に入手したい方には年間購読申し込みをお勧めいたします．また各号1冊からの注文もできますので，お気軽にお問い合わせください．

バックナンバー合計
5,000円以上のご注文
は代金引換発送

―お問い合わせ先―
㈱全日本病院出版会 営業部
電話 03(5689)5989　　FAX 03(5689)8030

□年間定期購読申し込み　No.　　から

□バックナンバー申し込み

No.	-	冊	No.	-	冊	No.	-	冊	No.	-	冊
No.	-	冊	No.	-	冊	No.	-	冊	No.	-	冊
No.	-	冊	No.	-	冊	No.	-	冊	No.	-	冊
No.	-	冊	No.	-	冊	No.	-	冊	No.	-	冊

□他誌ご注文

	冊		冊

お名前	フリガナ　　　　　　　　　　　　　　　　　㊞	診療科

ご送付先	〒　　-　　　　　　　　　　　　　　　　　　　　　　□自宅　　□お勤め先

電話番号	□自宅 □お勤め先

FAX 03-5689-8030 全日本病院出版会行

全日本病院出版会行

FAX 03-5689-8030

年　　月　　日

住 所 変 更 届 け

お 名 前	フリガナ	
お客様番号		毎回お送りしています封筒のお名前の右上に印字されております8ケタの番号をご記入下さい。
新お届け先	〒　　　　　都 道 　　　　　　府 県	
新電話番号	（　　　　　　）	
変更日付	年　　月　　日より	月号より
旧お届け先	〒	

※ 年間購読を注文されております雑誌・書籍名に✓を付けて下さい。

- ☐ Monthly Book Orthopaedics （月刊誌）
- ☐ Monthly Book Derma. （月刊誌）
- ☐ 整形外科最小侵襲手術ジャーナル （季刊誌）
- ☐ Monthly Book Medical Rehabilitation （月刊誌）
- ☐ Monthly Book ENTONI （月刊誌）
- ☐ PEPARS （月刊誌）
- ☐ Monthly Book OCULISTA （月刊誌）

通常号⇒ 2,500 円＋税
※No.213 以前発行のバックナンバー,
　各目次等の詳しい内容は HP
　（www.zenniti.com）をご覧下さい.

編集顧問：	本庄　　巖	京都大学名誉教授
編集主幹：	小林　俊光	仙塩利府病院 耳科手術センター長
	曾根 三千彦	名古屋大学教授
	香取　幸夫	東北大学教授

No.256　編集企画：
岩﨑真一　名古屋市立大学教授

Monthly Book ENTONI No.256

2021 年 4 月 10 日発行（毎月 1 回 15 日発行）
定価は表紙に表示してあります.
Printed in Japan

発行者　　末　定　広　光
発行所　　株式会社　全日本病院出版会
〒 113-0033 東京都文京区本郷 3 丁目 16 番 4 号 7 階
　　　　電話（03）5689-5989　Fax（03）5689-8030
　　　　郵便振替口座 00160-9-58753

© ZEN・NIHONBYOIN・SHUPPANKAI, 2021

印刷・製本　三報社印刷株式会社　　電話（03）3637-0005
広告取扱店　㈱日本医学広告社　　　電話（03）5226-2791